AF636084

Peter Ruck

Mit Leichtigkeit aus der Zuckerfalle

Endlich frei von Süßigkeiten, Kuchen, Softdrinks und Co.

© 2022 KeKipi Verlag GmbH, Paul-Ehrlich-Straße 7, 79106 Freiburg

1. Auflage

Fragen und Anregungen: info@kekipi.de

Haftungsausschluss: Alle Inhalte und Empfehlungen wurden sorgfältig und nach bestem Wissen und Gewissen erstellt und geprüft. Dennoch kann keine Garantie übernommen werden. Die Inhalte basieren auf den Erfahrungen und Meinungen des Verfassers und können keinen medizinischen Rat oder eine ärztliche Behandlung ersetzten. Eine Haftung des Verlages, des Verfassers und aller beauftragter Personen für Personen-, Sach- und Vermögensschäden ist ausgeschlossen.

Urheberrecht: Alle Rechte inklusive des Rechts zur Vervielfältigung, Verbreitung und Übersetzung sind dem KeKipi Verlag vorbehalten. Dieses Werk darf ohne schriftliche Genehmigung des Verlages auch nicht in Auszügen in irgendeiner Form (z.B. Fotokopie, Scan, E-Mail, Kurznachrichten, Internet, Cloud-Computing) reproduziert, vervielfältigt oder verbreitet werden.

Umschlaggestaltung und Illustrationen: Studio Wilma, Freiburg

Druck: Bucherer+End GmbH, Kappel-Grafenhausen

ISBN 978-3-00-073203-4

Inhaltsübersicht

Einleitung

An wen richtet sich dieses Buch? Es spielt keine Rolle, ob du dich als zuckersüchtig betrachtest oder ob du dir lediglich wünschst, auf zu viel Zucker in Form von Süßigkeiten und Softdrinks verzichten zu können und dich das Trendthema Zuckerentwöhnung interessiert. Dieses Buch ist dein Schlüssel aus der Zuckerfalle und es wird dir ermöglichen dein Ziel zu erreichen!

Das Buch scheint beim Lesen sogar Menschen anzusprechen, die eigentlich gar nicht vorhaben, ihren Süßigkeitenkonsum zu überdenken. Eine befreundete Lehrerin, die in Philologie promoviert hat, unterstützte mich nach dem Verfassen des Buchentwurfs als erste Lektorin. Sie wollte eine falsche Erwartungshaltung meinerseits vermeiden und sagte: „Peter – ich helfe dir wirklich sehr gern und das Thema interessiert mich auch. Ich möchte aber vorab klarstellen, dass ich nicht vorhabe auf meine geliebten Süßigkeiten zu verzichten." Nachdem sie etwa die Hälfte des Buches gelesen hatte, schrieb sie mir schließlich, dass sie überhaupt keine Süßigkeiten mehr konsumieren möchte und überaus glücklich über ihre neu gewonnene Freiheit ist. Nach ungefähr fünf Wochen erhielt ich ein ähnlich begeistertes Feedback von der zweiten Lektorin, auf welches ich nicht zuletzt aufgrund ihres akademischen Hintergrundes (Dr. Philosophie) ebenfalls sehr gespannt war. Das überaus positive Feedback meiner ersten Leserinnen hat mich in meinem Vorhaben anderen zu helfen weiter bestärkt.

Süßigkeiten und Softdrinks sind in unserem Kulturkreis allgegenwärtig und der tagtägliche Verzehr wird für viele Menschen bereits in der frühen Kindheit zur Normalität. Schon während meiner Grundschulzeit gehörten Nussecken, saure Zungen, Schokoriegel,

Fruchtgummis, Schokolade, Kekse und Eiscremes zu meinem persönlichen Alltag. Ich wäre in meiner Kindheit auch niemals auf die Idee gekommen sauren Sprudel anstelle von Limonade zu trinken. Meine Zuckerkarriere erreichte ihren Höhepunkt schließlich mit meinem 47. Lebensjahr. Ich verschlang in dieser Zeit täglich ein bis zwei Packungen Fruchtgummis, den ein oder anderen Schokoriegel und bei passender Gelegenheit auch gerne Eis, Kekse, Kuchen und Torten. Aufgrund meiner Maßlosigkeit machte ich mir jedoch schon in den Dreißigern große Sorgen um meine Gesundheit und nahm mir immer wieder einmal vor, meinen Konsum zu reduzieren. Bei meinen unzähligen Versuchen die Kontrolle zu bewahren, wurde ich jedoch regelmäßig sehr unzufrieden und litt unter schier unüberwindbaren Verzichtsgefühlen. Eines Tages wurde mir schließlich bewusst, dass ich mich in einem nicht enden wollenden Dilemma befand und mich meine Süßigkeiten in keiner denkbaren Weise glücklich machen konnten. Wenn ich Süßes konsumierte, plagte mich mein schlechtes Gewissen, und wenn ich mich einschränkte, litt ich unter quälenden Verzichtsgefühlen. Die Vorstellung für den Rest meines Lebens auf die eine oder andere Art leiden zu müssen, war nur schwer zu ertragen und motivierte mich dazu, einen Weg aus dieser gemeinen Falle zu finden. Die Frage war nur: Wie war das möglich?

Da ich mich gerade in einer Phase der beruflichen Neuorientierung befand, konnte ich mich der Lösung dieser Herausforderung voll und ganz widmen und ich begann, diese prekäre Situation ganz grundlegend zu analysieren. Im Ergebnis einer intensiven Suche nach Antworten und dem Durchstöbern von unzähligen Büchern, Blogs und Websites musste ich jedoch feststellen, dass keine einfache Lösung für meine ausweglos erscheinende Situation zu finden war. Ich fand zwar sehr viele Informationen, welche die Problematik rund um den raffinierten Zucker mitunter sehr detailliert beschrieben. Da mir jedoch schon zur Genüge bekannt war, wie ungesund raffinierter Zucker tatsächlich war, und dass er ein suchtartiges Verlangen erzeugte, half mir das alles nicht im Geringsten weiter. Auch die immer wieder auftauchenden Hinweise zum notwendigen Einsatz von Willenskraft waren leider völlig nutzlos. Ein Autor empfahl seinen Lesern sogar die eigene Willenskraft mit Hilfe täglicher Übungen zu stärken. Man könnte zum Beispiel eiskalt duschen oder im Supermarkt seine Lieblingsschokolade zuerst in die Hand nehmen und dann wieder zur Seite legen.

Ich schätze meine Willenskraft selbst als etwas überdurchschnittlich ein. Das Vergegenwärtigen der vielen Krankheiten, die mit dem Konsum von raffiniertem Zucker assoziiert werden, hatte meine Willenskraft auch tatsächlich eine gewisse Zeit lang mobilisiert. Nach einigen Tagen oder Wochen hatte mein Verlangen nach Süßem aber dennoch immer wieder die Oberhand gewonnen!

Mangels hilfreicher Ergebnisse erweiterte ich meine Recherchen auf angrenzende Bereiche und inhaltlich verwandte Themen. Im Umfeld der Raucherentwöhnung stieß ich schließlich auf einige grundlegende Ansätze, die für mein Süßigkeiten-Problem hilfreich erschienen. Natürlich ist das Rauchen von Zigaretten aber etwas grundlegend anderes als der Verzehr von zuckerhaltigen Lebensmitteln, und insofern waren wichtige Elemente nicht auf mein Süßigkeiten-Problem übertragbar. Aus diesem Grund hat es nach der ersten Inspiration auch einige Zeit gedauert, bis der Groschen endlich gefallen war. Eines Morgens wachte ich schließlich auf und sah die Lösung meines Problems glasklar vor mir.

Ich konnte meinen Süßigkeitenkonsum von einem Tag auf den anderen komplett einstellen und empfand dabei noch nicht einmal das

Gefühl einer Entbehrung. Ganz im Gegenteil: Es hatte mir sogar große Freude bereitet und ich wurde überdies völlig unerwartet mit vielen positiven Dingen belohnt.

Bereits nach einigen Tagen fühlte es sich an, als wäre eine tonnenschwere Last von meinen Schultern gefallen – ein unbeschreibliches Glücksgefühl durchströmte meinen Körper. Auch mein dauerhaft schlechtes Gewissen hatte sich wie von selbst in Luft aufgelöst und ich verspürte bereits nach einigen Tagen eine ungeahnte innere Ruhe und Zufriedenheit. Ich fühlte mich durch und durch entspannt und selbst meine bis dahin allgegenwärtigen Stimmungsschwankungen waren wie verflogen. Mein Geschmacksinn hatte sich bereits nach einigen Wochen so deutlich verbessert, dass ich kaum glauben konnte, wie fantastisch Obst und Gemüse auf einmal schmeckten. Außerdem nahm ich wie von selbst und ohne zu hungern einige Kilo ab. Seither strotze ich geradezu vor Kraft, Vitalität und Energie. Selbst mein Hautbild hat sich nach einigen Wochen sichtbar verbessert.

Es war mir also nach so vielen gescheiterten Anläufen ganz plötzlich und ohne jegliche Mühe gelungen, mich aus der teuflischen Situation zu befreien, die mein Leben zuvor so stark belastet und in einigen Bereichen sogar dominiert hatte.

Mir wurde klar, dass ich den Schlüssel für ein komplexes, schwerwiegendes und weit verbreitetes Problem gefunden hatte: Nämlich eine einfache Möglichkeit, der Zuckerfalle ohne jeglichen negativen Beigeschmack zu entkommen!

Meine ersten Versuche das wertvolle Wissen im Freundes- und Bekanntenkreis weiterzugeben sind jedoch fulminant gescheitert. Es schien trotz der Einfachheit meines Konzeptes nicht möglich zu sein, alle Informationen in einem persönlichen Gespräch zu transportieren. Glücklicherweise ließ ich mich davon nicht abschrecken. Die Herausforderung motivierte mich im Gegenteil dazu, ein Unternehmen zu gründen, um auch anderen aus der Zuckerfalle herauszuhelfen. Ich strukturierte meine Erkenntnisse in Form einer Präsentation so, dass sie ansprechend gestaltet, aufeinander aufbauend und leicht verständlich waren. Sowohl das Kleingruppenformat als auch die analog aufgebauten Einzelgespräche waren von Anfang an ein voller Erfolg. Meine Seminare, die ich seit Anfang 2019 gebe, ermöglichten es mir auch, viele individuelle Facetten der Zuckerfalle zu beleuchten. Die Zuckerthematik scheint für viele Menschen eine magisch anziehende Wirkung zu entfalten. Das liegt vermutlich daran, dass so gut wie alle Menschen unseres westlichen Kulturkreises mehr oder weniger stark davon betroffen sind. Deswegen konnte ich in den vergangenen Jahren zahlreiche, mitunter überaus interessante Gespräche zu persönlichen Erfahrungen führen und meine Erkenntnisse auch in dieser Form sukzessive erweitern.

Dieses Buch basiert im Wesentlichen auf eigenen Erfahrungen und dem Feedback meiner Seminarteilnehmer. Beim Schreiben war es mir besonders wichtig, den Inhalt so interessant wie möglich zu gestalten. Deswegen habe ich viele aus meiner Sicht anschauliche und gut nachvollziehbare Beispiele eingefügt und die Texte so verständlich wie möglich formuliert. Wenn ich im Sinne dieses Zieles an der ein oder anderen Stelle auf eine gendergerechte Sprache verzichtet habe, so bitte ich hierfür ausdrücklich um Entschuldigung. Die einzelnen Kapitel des Buches bauen aufeinander auf und folgen einem roten Faden. Bitte lies die Kapitel deswegen der Reihe nach. Es geht im Kern darum, dass du alle relevanten Informationen erhältst, um deine Konsummotive – also „das Warum“ – kritisch zu hinterfragen. Wie so oft im Leben, ist in Wahrheit nämlich vieles ganz und gar nicht so, wie es auf den ersten Blick erscheint. Sobald du die Zusammenhänge durchschaut hast, wirst du dankend auf Süßigkeiten und Softdrinks verzichten und es wird dir sogar große Freude bereiten, weil du reichlich belohnt werden wirst.

Ich beleuchte die relevanten Fakten nach und nach aus unterschiedlichen Perspektiven und insofern ist die ein oder andere Wiederholungen leider unvermeidlich. Wiederholungen haben jedoch auch den Vorteil, dass du dir alle essenziellen Informationen noch besser merken kannst.

Es ist übrigens <u>nicht</u> hilfreich deinen Süßigkeitenkonsum während der Lektüre des Buchs einzuschränken. Bitte konsumiere deswegen entsprechend deiner Gewohnheiten weiter, bis das Thema im Buch behandelt wird. Diese Bitte wird dir vielleicht merkwürdig erscheinen. Aber keine Sorge: du wirst die Hintergründe schon bald verstehen.

Häufig werde ich in Bezug auf meine Seminare auch gefragt, ob ich Medizin oder Ernährungswissenschaften studiert habe. Nein, das habe ich nicht! Ich habe an einer Fachhochschule technische Betriebsbereitschaft studiert, war einige Jahre im mittleren Management eines großen Verlagshauses tätig und habe im Anschluss ein Startup-Unternehmen der New Economy gegründet, welches ich bis zu meinem Exit nach 10 Jahren erfolgreich weiterentwickelt habe. Ich bin insofern völlig fachfremd und habe noch nicht einmal einen journalistischen Hintergrund. Vielleicht fragst du dich in diesem Zusammenhang, was mich dann in aller Welt dazu befähigt dieses Buch zu schreiben? Die Antwort auf diese Frage ist einfach: Ich habe eine Vorgehensweise entdeckt, mit der du dich ganz einfach und dauerhaft aus der Zuckerfalle befreien kannst – und zwar ganz ohne das Gefühl von Entbehrung und Verzicht!

Bitte verstehe mich hierbei nicht falsch. Ich möchte wirklich nicht den Eindruck erwecken anmaßend zu sein, denn ich habe den größten Respekt vor Menschen, die sich professionell mit den Themen Ernährung und Gesundheit beschäftigen, wie Ärzt*innen oder Ernährungswissenschaftler*innen. Es handelt sich um überaus wichtige akademische Berufe, bei deren Ausübung sehr viel fundiertes Fachwissen benötigt wird. Aber dennoch konnte ich trotz umfassender Recherchen keine einzige Quelle finden, die mir in einer praktikablen und für mich umsetzbaren Weise bei meinem Süßigkeiten-Problem helfen konnte.

1. Zucker: Vom Luxusgut zur Volksdroge

Noch vor 200 Jahren galt Zucker hierzulande als ausgesprochen teures Luxusgut, welches dem Adel und gehobenen Kreisen des Bürgertums vorbehalten war. Der Zucker wurde im 18. Jahrhundert vornehmlich in der Karibik aus Zuckerrohr gewonnen und im Wesentlichen über einen menschenverachtenden Dreieckshandel nach Europa importiert. Europa exportierte in der Kolonialzeit Fertigprodukte, Waffen und Spirituosen nach Afrika, um dort zunächst Sklaven an Bord der Handelsschiffe zu nehmen. Die versklavten Menschen wurden wiederum in die Karibik verschleppt und bildeten dort unter anderem die Grundlage für die Bewirtschaftung der sehr arbeitsintensiven Zuckerrohrplantagen. In der Blütezeit des Zuckerrohrs arbeiteten tragischerweise viele Millionen Sklaven auf diesen Plantagen. Auf ihrer Rückreise nach Europa waren die Schiffe prall mit dem kostbaren Zucker gefüllt, um nach ihrer Entladung erneut nach Afrika aufzubrechen.

Im Jahr 1747 entdeckte der deutsche Chemiker und Apotheker Andreas Sigismund Marggraf den Zucker in weißen Rüben. 1798 wurde in Berlin schließlich der erste Rübenzucker produziert, wodurch sich die Marktlage grundlegend verändern sollte und raffinierter Zucker in der Folge zunehmend breiteren Bevölkerungsschichten zugänglich gemacht werden konnte. Der Rübenzucker avancierte in der Mitte des 19. Jahrhunderts sogar zum deutschen Exportschlager.

Heute werden weltweit jährlich 180 Millionen Tonnen raffinierter Zucker produziert. Im Jahr 2020 betrug der deutsche Pro-Kopf-Konsum laut Statista 33,8 Kilogramm – das entspricht sage und schreibe 11.000 Zuckerwürfeln.

Die Problematik besteht im Kern in dem weit verbreiteten Konsum von Süßigkeiten und Softdrinks.

Wenn ich in diesem Buch von Süßigkeiten schreibe, meine ich auch Desserts, Eis, Kuchen, Torten, Kekse und gesüßte Backwaren. Die gesamte Palette der Softdrinks, also beispielsweise Limonaden (auch koffeinhaltig), Eistees, Fruchtsaftgetränke und Energie-Drinks, stellt insbesondere für Kinder und Jugendliche ein sehr großes Problem dar. Ebenso problematisch sind gesüßte Joghurts, gesüßtes Müsli (auch Riegel), süße Frühstücks-Flakes und Milchgetränke mit einem oft erheblichen Zusatz von raffiniertem Zucker, selbst wenn sie uns von deren Produzenten gerne als besonders gesund angepriesen werden. In Wahrheit handelt es sich dabei jedoch nicht um gesundheitsförderliche Produkte, sondern um nichts anderes, als um Süßigkeiten im weiteren Sinn bzw. um „versteckte Zuckerbomben“.

In diesem Buch werde ich der Einfachheit halber den Begriff Süßes für alle Lebensmittel mit einem hohen Anteil an raffiniertem Zucker verwenden – das gilt insbesondere auch für Softdrinks.

Vielen Menschen ist nicht wirklich bewusst, wie viel raffinierten Zucker sie im Alltag tatsächlich konsumieren: Morgens Nuss-Nougat-Creme aufs Brötchen und einen leckeren Saft, auf dem Weg ins Büro eine süße Kaffeespezialität to-go, mittags einen Softdrink oder ein Dessert, Nachmittags einen Keks zum Kaffee, am Abend ein Schokolädchen … es summiert sich. Die zahlreichen kleineren und größeren Versündigungen an Geburtstagen, Weihnachten, Ostern und den vielen anderen Feierlichkeiten im Laufe des Jahres kommen selbstverständlich noch hinzu.

Immer wieder höre ich als Rechtfertigung: „Der Mensch braucht ja auch Zucker!“ Dieses Argument ist so aber nicht ganz richtig. Unser Gehirn und unsere Organe benötigen für ihre Funktion zwar tatsächlich Glukose. Unser Körper kann diese aber aus sehr vielen Lebensmitteln selbst herstellen, wie zum Beispiel aus Brot, Kartoffeln, Gemüse und Obst. Zusätzlicher Zucker in raffinierter Form ist hierzu gar nicht notwendig. Im Gegenteil: Weil Zucker in Reinform in der Natur überhaupt nicht vorkommt, steht unserem Körper evolutionsbedingt kein probates Mittel zur Verfügung, um damit zurechtzukommen. Unser Blutzuckerspiegel steigt beispielsweise nach dem Verzehr einer gewissen Zuckermenge schnell auf ein ungesundes Niveau an. Unser Körper verfügt zwar über einige Ausgleichsmechanismen – bei einem langfristigen und regelmäßigen Konsum entstehen jedoch durch das ständige „up and down" des Blutzuckerspiegels häufig einige gesundheitliche Probleme. Darüber hinaus wird raffinierter Zucker von Medizinern mit zahlreichen weiteren Krankheiten in Verbindung gebracht, auf die ich im folgenden Kapitel kurz eingehe.

Kernaussagen:

- Der menschliche Körper benötigt keinen raffinierten Zucker – er kann die benötigte Glukose aus sehr vielen Lebensmitteln selbst herstellen!
- Im Gegenteil: Raffinierter Zucker schädigt die Gesundheit!

2. Der Genuss: Eine Medaille mit zwei Seiten

Schon sehr früh in unserer Kindheit lernen wir Süßigkeiten als Genussmittel und kleines Trostpflaster kennen. Unsere Eltern, Großeltern und Freunde schenken sie uns von ganzem Herzen oder servieren diese zu den üblichen Anlässen, wie an Geburtstagen, Hochzeiten, Weihnachten, Ostern, Silvester, Halloween oder dem Nikolaustag. In unserer Kindheit erhalten wir Süßigkeiten auch bei allen möglichen Gelegenheiten von mitunter wildfremden Menschen. Zum Beispiel in Gaststätten, Apotheken, an der Parkhauskasse, in Vereinen oder sogar beim Kinderarzt als kleine Belohnung nach einer Impfung. Diese teilweise auch nicht ganz uneigennützigen Gaben lassen sich von den Eltern auch kaum unterbinden. Als dreifacher Vater erlebe ich derartige Situationen leider immer wieder. Wer möchte schon als „Buhmann“ dastehen, wenn beispielsweise der Gastwirt im Restaurant mit einem freudigen Gesicht und einem Lolli in der Hand die Rechnung präsentiert?

Natürlich verbinden wir in unserer Kindheit noch keinerlei Nachteile mit all den Naschereien. Unsere Zähne funkeln weiß und um unsere Gesundheit ist es i.d.R. bestens bestellt. Aber selbstverständlich dürfen wir unsere Leckereien nur in Maßen genießen – denn schließlich verursachen sie Karies und sie sind ja auch nicht gesund. Wie war das bei dir?

Schon bald werden wir erwachsen und im Laufe der Zeit nimmt unser Zuckerkonsum häufig in einem schleichenden Prozess peu à peu zu. Auch wenn wir es die meiste Zeit am liebsten nicht wahrhaben möchten, so hören wir doch immer wieder von Krankheiten und gesundheitlichen Störungen, die mit dem Konsum von raffiniertem Zucker in Verbindung gebracht werden.

Mir war schon in meiner Kindheit klar, dass raffinierter Zucker Karies verursacht und wohl auch etwas mit der Zuckerkrankheit zu tun haben muss. Dass eine Diabeteserkrankung zu sehr schweren Folgeschäden wie Amputationen, Erblindungen, Schlaganfällen und Organschäden führen kann war mir jedoch keineswegs bekannt. Ich hätte auch nicht erwartet, dass es einen Zusammenhang zwischen Zuckerkonsum und vorzeitiger Hautalterung, Demenz oder Krebs geben könnte.

Die Liste der mit raffiniertem Zucker assoziierten Krankheiten ist wahrlich lang und durchaus furchteinflößend:

- Karies
- Übergewicht bzw. Adipositas (Fettsucht)
- vorzeitige Hautalterung und Glykation
- Diabetes mellitus Typ 2
- Migräne
- Schlafstörungen
- Bluthochdruck
- Arteriosklerose
- Herzinfarkt
- Schlaganfall
- erhöhte Blutfettwerte
- Fettleibigkeit
- nichtalkoholische Fettleber
- Nierenschäden
- Osteoporose
- Gicht
- ADHS
- Krebs
- Schädigung der Darmflora

- Stimmungsschwankungen
- Depressionen
- Demenz
- Gedächtnisstörungen

Aber damit nicht genug: Raffinierter Zucker enthält auch keinerlei Vitalstoffe. Ein langfristig intensiver Konsum begünstigt in der Folge einen chronischen Vitamin- und Mineralstoffmangel, der sich unter anderem durch Müdigkeit, trockene Haut, sprödes Haar, Haarausfall und eine vermehrte Faltenbildung bemerkbar machen kann.

Der Konsum von raffiniertem Zucker wird durch eine Schädigung der Darmflora und einem Vitalstoffmangel potenziell auch mit einer allgemeinen Schwächung unseres Immunsystems in Verbindung gebracht, wodurch wir anfälliger für Krankheiten werden bzw. diese einen schwerwiegenderen Verlauf nehmen können. Ich selbst bin, seitdem ich mein Süßigkeiten-Problem vor vier Jahren in den Griff bekommen habe, abgesehen von der ein oder anderen leichten Erkältung, nicht mehr richtig krank geworden – zuvor hatte ich mindestens fünf Infekte pro Jahr. Damals war ich irrigerweise fest davon überzeugt, dass ein erhöhtes Infektaufkommen mit drei kleinen Kindern und den vielen Kita- und Kindergartenkeimen ganz normal wäre.

Ganz egal, ob man diesen Stoff (raffinierten Zucker), der mit all diesen gesundheitlichen Problemen assoziiert wird, nun per Definition als Gift bezeichnen möchte oder nicht – Fakt ist: Die hierzulande verzehrte Menge an raffiniertem Zucker schadet unserer Gesundheit gravierend! Die Deutsche Adipositas-Gesellschaft (DAG) und die Deutsche Gesellschaft für Ernährung (DGE) fordern im Kampf gegen das Übergewicht eine maximale Zufuhr von

50 Gramm freiem Zucker pro Tag. Das ist weniger als die Hälfte des deutschen Pro-Kopf-Konsums. Leider wird der Wert häufig fehlinterpretiert. Bei den täglichen 50 Gramm handelt es sich jedoch nicht um eine Verzehrempfehlung (wie etwa bei Vitaminen), sondern um eine maximale Obergrenze!

Ich frage mich aufgrund der Palette von bekannten gesundheitlichen Folgeproblemen: Warum wird raffinierter Zucker in unserer Gesellschaft immer noch dermaßen bagatellisiert?

Natürlich kann man sich im Falle einer ernsthaften Erkrankung sagen, dass bei der Entstehung ja grundlegend viele Faktoren eine Rolle gespielt hätten, und raffinierter Zucker nur einer der Risikofaktoren gewesen wäre. Aber mal ernsthaft: Könnte dich das beruhigen? Oder würdest du dir vielleicht eher Vorwürfe machen, warum du deine Ernährung und deinen Körper nur so vernachlässigt hast?

Mit den Jahren nimmt unsere körperliche Fähigkeit mit raffiniertem Zucker zurechtzukommen immer mehr ab und das Risiko einer ernährungsassoziierten Krankheit steigt deutlich an. Nicht zuletzt deswegen gelangen viele „Naschkatzen" in ihrer Konsumkarriere irgendwann an einen heiklen Punkt, an dem sie damit beginnen sich mehr oder weniger bewusst vor einer solchen Erkrankung zu fürchten. Und das völlig zurecht: In Deutschland litten beispielsweise laut der Deutschen Diabetes Hilfe im Jahr 2020 9,5 Millionen Menschen an Diabetes Typ 2 (erworbene Form von Diabetes) und fast 600.000 Bundesbürger erkrankten in diesem Jahr neu an dieser schrecklichen Krankheit – übrigens mit steil steigender Tendenz.

Viele Menschen sorgen sich aufgrund der vielen negativen Folgen eines erhöhten Zuckerkonsums völlig zurecht um ihre Gesundheit und entwickeln ein schlechtes Gewissen!

In einer frühen Phase der Zuckerkarriere meldet sich das Gewissen meistens nur in den Momenten, in denen wir wieder einmal viel zu viel Süßes vernascht haben. Im Laufe der Zeit meldet es sich aber immer öfter zu Wort, oftmals sogar schon während des doch ach so genussvollen Verzehrs. Vielen gelingt es zwar eine gewisse Zeit lang ihre Ängste und inneren Bedenken zu verdrängen. Oft legitimieren sie ihren Konsum hierzu auch anlassbezogen, wie zum Beispiel an Weihnachten. Da naschen schließlich auch all die anderen im Übermaß und Lebkuchen, Weihnachtsplätzchen und Nikoläuse gehören ja auch zur deutschen Kultur! Auch Kinobesuche werden gerne als Lizenz für einen ausschweifenden Konsum herangezogen. Ganz egal wie lange das Verdrängen der gesundheitlichen Bedenken individuell gelingen mag – irgendwann werden die Allermeisten letzten Endes von ihrem schlechten Gewissen eingeholt.

Bei einer meiner Seminarteilnehmerinnen war es so, dass sie eigentlich überhaupt nicht viel Süßes konsumierte und dennoch sehr ausgeprägt und dauerhaft unter ihrem schlechten Gewissen litt. Softdrinks kamen für sie sowieso nicht in Frage und auch ansonsten wollte sie Süßigkeiten als sehr schlanke und ernährungsbewusste Person am liebsten vollständig aus ihrem Leben verbannen. Ein oder zwei Mal im Monat wurde sie allerdings schwach und aß ein halbes Stück Kuchen. Als sie sich zu meinem Seminar angemeldet hatte, erzählte sie mir, dass sie nicht verstehen könne, warum sie immer wieder Kuchen essen müsse, obwohl sie das eigentlich doch gar nicht wolle und wie sehr sie doch unter diesem anstrengenden Hin und Her in ihrem Kopf litt. Heute ist sie seit nunmehr zwei Jahren sehr glücklich darüber, dass sie dieses innere „Ja“ und „Nein“ endgültig überwunden hat. Für das Niveau der Gewissensbisse ist es insofern überhaupt nicht relevant, wie viel Süßes wir tatsächlich konsumieren – die Schwelle ist sehr individuell.

Irgendwann erreichen Konsumenten von Süßigkeiten und Softdrinks also einen Punkt, ab dem sie ausgeprägt unter ihrem schlechten Gewissen leiden. Und dieses Leid kann auf die Dauer überaus unangenehm werden. Mich persönlich hat mein dauerhaft schlechtes Gewissen mit der Zeit zunehmend und systematisch zermürbt. Und wenn ich an einem Tag wieder einmal viel zu viel Süßes verschlungen hatte, waren mein innerer Ankläger und meine Angst vor Diabetes kaum noch zu ertragen! Wie ist das bei dir?

Sobald sich dieser innere Konflikt erst einmal entwickelt hat, befinden wir uns im Zucker-Dilemma, in dem wir sowohl mit als auch ohne den Konsum von Süßem leiden.

Eigentlich verzehren wir Süßes aber doch wegen des Genusses, richtig? Diese lästigen und mitunter quälenden Gewissensbisse kann man aber wohl ganz eindeutig nicht als Genuss bezeichnen, oder? Wohl kaum!

Kernaussagen:

- Raffinierter Zucker schädigt die Gesundheit massiv!
- Einerseits genießen wir zwar unsere kleineren und größeren Naschereien – andererseits plagt uns jedoch nur allzu oft unser schlechtes Gewissen!
- Sobald wir diesen inneren Konflikt einmal entwickelt haben, befinden wir uns im Zucker-Dilemma!

3. Das Zucker-Dilemma

Wie bitte – ein Dilemma? Wenn doch gesundheitlich so vieles gegen diese bösen Süßigkeiten und Softdrinks spricht und wir deswegen immer wieder ein schlechtes Gewissen haben müssen, dann könnten wir es doch im Grunde genommen einfach sein lassen. Es zwingt uns schließlich niemand zum Essen von Schokolade, Kuchen, Keksen, etc. oder zum Trinken von Softdrinks!

Vielleicht sagst du dir jetzt: „Ja … schon … , aber man möchte das Leben doch schließlich auch genießen!" Dem stimme ich sehr gerne zu: Der Wunsch nach einem angenehmen und genussvollen Leben ist vermutlich so alt wie die Menschheit selbst und er ist natürlich auch mehr als berechtigt. Und weil wir annehmen, dass Süßes unser Leben angenehmer und genussvoller macht, möchten wir auf unsere kleine Ration hier und da einfach nicht verzichten.

Aufgrund unseres tadelnden Gewissens versuchen wir uns dennoch immer mal wieder zu disziplinieren und fassen gute Vorsätze. Aber weil so gut wie nie der richtige Zeitpunkt ist, verschieben wir das Thema auch gerne erst einmal in die nähere Zukunft: Im neuen Jahr, nach Weihnachten, dem Urlaub, dem Geburtstag oder sobald wir weniger Stress haben ist es soweit. Dann werden wir auf alle Fälle nicht mehr so viel Süßes konsumieren – es schadet einfach zu sehr unserer Gesundheit!

Und was passiert, wenn es soweit ist? Je nachdem, wie viel Willenskraft wir aufbringen, halten wir das Ganze ein paar Stunden, Tage, Wochen oder vielleicht sogar Monate durch – länger schaffen es zumindest die meisten nicht.

Wahrscheinlich weißt du nur allzu gut, wie bescheiden man sich in einer solchen Phase der Enthaltsamkeit fühlen kann? Man fühlt sich ganz so, als hätte man sich selbst seines Vergnügens beraubt. Es scheint etwas Wichtiges zu fehlen und man kann einige Lebenssituationen irgendwie nicht mehr so umfänglich genießen wie „früher". Wir wünschen uns in dieser Lage, wir könnten wieder so naschen wie vor unserer selbstauferlegten Qual und beneiden andere, die ihren Konsum glücklich zelebrieren. Die meiste Zeit fiebern wir der nächsten Ration Süßem entgegen, die wir uns hoffentlich schon bald wieder genehmigen dürfen.

Die guten Vorsätze sind deswegen verständlicherweise meistens nicht von langer Dauer und wir fallen schnell wieder in unsere alten Konsummuster zurück. Und sobald wir wieder einmal so richtig ungeniert geschlemmt haben, bereuen wir es sehr und wünschen uns, dass wir es nicht hätten tun müssen.

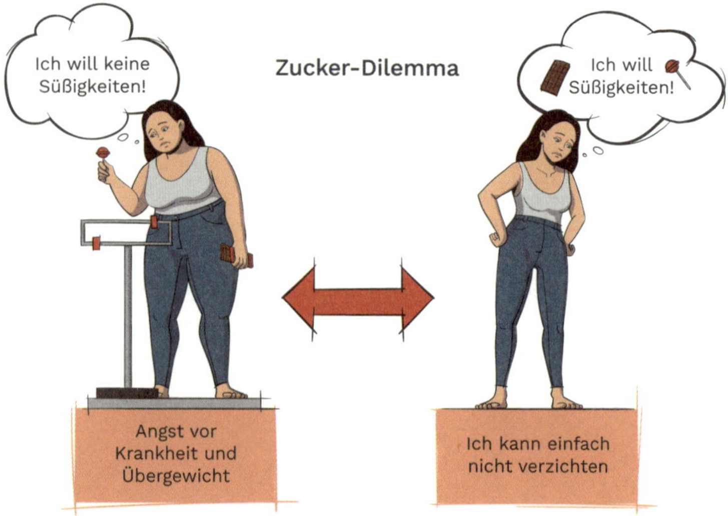

Es erscheint kompliziert: Wir bereuen es, wenn wir Süßes in vollen Zügen genießen – und wenn wir uns einschränken, können wir an nichts anderes mehr denken und leiden unter Verzichtsgefühlen!

Ende 2018 ist mir dieses permanente, nicht enden wollende Dilemma eines Abends deutlich bewusst geworden, nachdem ich einen Film gestreamt hatte. Um mich herum lagen leere Verpackungen von Mini-Schokoriegeln auf der Couch, welche ich kurz zuvor vertilgt hatte. Eigentlich hatte ich mir fest vorgenommen, an diesem Abend einmal keine Süßigkeiten zu konsumieren. Irgendwie konnte ich den Film ohne diese aber nicht voll und ganz genießen. Also hatte ich mir zunächst drei kleine Päckchen aus dem Schrank geholt, bei denen es eigentlich bleiben sollte. Weil die schon leer waren, bevor der Film richtig begonnen hatte, hatte ich mir einen kleinen Nachschub genehmigt, und dann noch einen und noch einen – bis die ganze Packung leer war. Und am Ende saß ich dann da mit meinem schlechten Gewissen.

In diesem Moment wurde mir klar, dass sich derartige und ähnliche Situationen in meinem Leben ja dauernd wiederholten, und ich in Zukunft letztlich immer auf die ein oder andere Art unzufrieden sein würde, ganz egal, ob ich mich nun im Einzelfall für oder gegen das Naschen entscheiden würde. Ich wollte an diesem Abend einfach nicht akzeptieren, diesen inneren Konflikt für den Rest meines Lebens mit mir herumzutragen. Das willst du vermutlich auch nicht, oder? Wohl kaum!

Deswegen habe ich sehr intensiv über diese überaus problematische Situation nachgedacht und mich fest dazu entschlossen eine Lösung zu finden. Da ich mich nach dem Verkauf meines Unternehmens in einer Phase der beruflichen Neuorientierung befand, konnte ich diesem Thema glücklicherweise viel Zeit widmen. In einem ersten Schritt begann ich damit mein eigenes Konsumverhalten und das der anderen genau zu beobachten. Darüber hinaus recherchierte ich sehr intensiv in der Literatur und in digitalen Medien. Die erste Suche nach einer Lösung für mein Süßigkeiten-Problem war jedoch leider ergebnislos. Deswegen erweiterte ich meine Recherchen auf angrenzende Bereiche und inhaltlich verwandte Themen. Im Umfeld der Raucherentwöhnung stieß ich schließlich in einigen Büchern und Seminarvideos auf interessante Ansätze, die für mein Süßigkeiten-Problem hilfreich erschienen. Natürlich ist das Rauchen nicht mit dem Verzehr von zuckerhaltigen Lebensmitteln vergleichbar und die Ideen waren insofern nicht eins zu eins übertragbar. Aus diesem Grund hat es vermutlich auch einige Zeit gedauert, bis es in meinem Kopf Klick gemacht hat. Eines Tages fiel mir die Lösung des Problems dann plötzlich wie Schuppen von den Augen.

Mein Verlangen nach Süßem war von einem auf den anderen Tag vollständig erloschen und ich fühlte mich wie durch ein Wunder von meinem zwanghaften Handeln und meinem permanent schlechten Gewissen befreit – und zwar ganz ohne das Gefühl etwas entbehren zu müssen! Ganz im Gegenteil: Ich fühle ich mich seither auch insgesamt sehr viel positiver, vitaler und entspannter und kann mein Leben in vielerlei Hinsicht sehr viel intensiver genießen – es ist einfach wunderbar!

Ich möchte dieses Wunder sehr gerne mit dir teilen und werde dich hierzu Stück für Stück an die Lösung des Problems heranführen. Gehen wir also zunächst an den Ausgangspunkt zurück: Zu Beginn meiner Arbeit kristallisierte sich schnell heraus, dass mein quälender innerer Konflikt im Grunde genommen entstand, weil es neben meinem Verlangen nach Süßem eben auch das Schreckgespenst der vielen Krankheiten gab, die mit dem Konsum von raffiniertem

Zucker in Verbindung gebracht werden. Ich hatte aufgrund meines Fruchtgummikonsums insbesondere größere Sorgen vor Diabetes Typ 2.

Eines war klar: Die Krankheiten gab es natürlich – es handelte sich somit um unverrückbare Fakten und meine Angst zu erkranken war natürlich völlig berechtigt.

Also habe ich die andere Seite des Problems – mein drängendes Verlangen – systematisch hinterfragt. Damit beschäftigen wir uns im nächsten Kapitel.

Kernaussagen:

- Wenn wir Süßes in vollen Zügen konsumieren, plagen uns Gewissensbisse!
- Wenn wir kontrolliert-limitiert konsumieren, leiden wir unter Verzichtsgefühlen!
- Auf die ein oder andere Art leiden wir im Zucker-Dilemma also immer!

4. Was ist eigentlich so toll an Süßem?

Was genau ist denn eigentlich so toll an dem ganzen Süßkram, dass wir dafür im Zweifel Diabetes, Adipositas, Herz-Kreislauf-Erkrankungen, viele weitere gesundheitliche Gefahren und vielleicht sogar unseren frühzeitigen Tod in Kauf nehmen? Die meisten Teilnehmer führen an dieser Stelle meiner Seminare den wunderbaren Geschmack ihrer favorisierten Süßigkeiten oder Softdrinks an. Das ist aber nicht alles. Oft werden von den Seminarteilnehmern auch verschiedene – individuell sehr unterschiedliche – praktische Funktionen des Zuckers assoziiert. Am häufigsten wird geäußert, dass Süßigkeiten und/oder Softdrinks

- glücklich machen
- soziale Anlässe verschönern
- hilfreich bei der Stressbewältigung sind
- Energie verleihen

Im Kern geht es dabei um die Annahme, dass uns Süßes zu einem geschmacklich genussvolleren und angenehmeren Leben verhelfen könnte. Und wer möchte auf so etwas auch schon verzichten? Ich jedenfalls nicht! Es stellt sich allerdings die Frage, ob Süßigkeiten und Softdrinks tatsächlich unseren geschmacklichen Genuss bereichern können und ob sie tatsächlich dazu in der Lage sind, unser Leben angenehmer zu gestalten. Nehmen wir einmal an, dass beides nicht zutreffend wäre und wir in Wahrheit überhaupt keine Vorteile durch den Konsum von Süßem hätten. Dieses Szenario erscheint dir im Moment wahrscheinlich völlig absurd. Ich möchte dich aber dennoch darum bitten, deine Vorstellungkraft zu nutzen: Also nur einmal theoretisch angenommen es wäre so, dass der Konsum von Süßem überhaupt keine Vorteile bieten würde. Dann müsste man doch quasi verrückt sein, dafür ein permanent schlechtes Gewissen, Krankheit und Tod in Kauf zu nehmen, oder?

Würdest du das in diesem Fall tun? Wohl ganz sicher nicht!

Die fantastische Wahrheit ist glücklicherweise, dass kein einziger Vorteil, den wir mit dem ganzen Süßkram verbinden, tatsächlich existiert – sie sind allesamt trügerisch. Ganz im Gegenteil ist es sogar so, dass alle vermeintlichen Vorteile in Wahrheit verkappte Nachteile darstellen!

Nach der Darlegung dieses elementaren Punktes blicke ich in meinen Seminaren stets in überaus skeptische Gesichter und ich gehe fest davon aus, dass es dir gerade ganz ähnlich geht, oder? Das verstehe ich wirklich sehr gut – ich würde mich an deiner Stelle ganz genauso fühlen. Gegen eine skeptische Haltung habe ich auch überhaupt nichts einzuwenden – ganz im Gegenteil: Sie ist eine wichtige Grundlage für deinen weiteren Erkenntnisgewinn aus diesem Buch. Ich möchte dich aber darum bitten, in alle Richtungen offen zu bleiben – also auch für eine umfassende Hinterfragung des Althergebrachten. Ich werde im Folgenden schlüssig und ausführlich darlegen, warum dir der Konsum von Süßem keinen einzigen Vorteil bieten kann. Am Ende des Buches kannst du alle Informationen und Fakten selbst abwägen und dir dein eigenes Urteil bilden.

Das Problem des Zucker-Dilemmas entsteht, weil wir beim Konsum von Süßem einigen folgenreichen Täuschungen unterliegen! Mit einem simplen Vergleich lässt sich der Sachverhalt am besten verdeutlichen: Es ist ganz ähnlich wie bei dem berühmten Kaninchen, das der Zauberer aus einem leeren Hut zaubert. Wir haben genau gesehen, dass der Hut leer war und wir haben seine Hände die ganze Zeit beobachtet. Und trotzdem sitzt das Kaninchen auf einmal im Hut. Natürlich handelt es sich dabei um eine Täuschung.

Genauso verhält es sich auch bei den vielen Illusionen rund um Süßigkeiten und Softdrinks. Unser Gehirn bzw. unsere Wahrnehmung spielt uns beim Konsum von Süßem in einiger Hinsicht einen folgenschweren Streich.

Für das Verständnis dieser Zusammenhänge benötigen wir noch einige Grundlagen und betrachten deswegen in den nächsten Kapiteln zunächst das Thema Sucht.

Kernaussagen:

- Süßigkeiten und Softdrinks können dir in Wahrheit rein gar nichts bieten!
- Unsere irrtümliche Genusswahrnehmung basiert ausschließlich auf Täuschungen und Illusionen!

5. Bin ich süchtig?

Während meiner Recherchen kam schon bald die Frage auf, ob ich tatsächlich süchtig nach raffiniertem Zucker war. Natürlich sagt man sich schnell, dass man nach irgendetwas süchtig ist, wenn man es sehr gern und häufig konsumiert. Sucht war für mich aber in einem solchen Zusammenhang eher ein gewohnheitsbeschreibendes Wort – es stand beileibe nicht für eine echte Drogensucht.

Aber dennoch verspürte ich in einigen Situationen dieses sehr drängende und meist nicht überwindbare Verlangen nach Süßem. Sollte ich also vielleicht doch süchtig nach einer Droge gewesen sein?

Im Internet und der Literatur wird das Thema Zuckersucht sehr breit und auch sehr kontrovers diskutiert. US-amerikanische Wissenschaftler des Princeton Neuroscience Institute in New Jersey konnten in den letzten Jahren in verschiedenen Experimenten nachweisen, dass Ratten nach einem regelmäßigen und intensiven Konsum von Zucker ein typisches Suchtverhalten entwickelten. Bei erzwungener Abstinenz reagierten die Tiere mit Entzugserscheinungen (Ängste, Zittern und Zähneklappern) und konsumierten verstärkt Alkohol als angebotene Ersatzdroge. Als man ihnen wieder Zucker anbot, fraßen sie mehr als jemals zuvor. Natürlich sind die experimentellen Ergebnisse nicht eins zu eins auf Menschen übertragbar und es sind noch weitere Forschungen notwendig.

An weiteren Erkenntnissen zur Zuckersucht dürfte jedoch insbesondere die mächtige Lobby der Zucker- und Lebensmittelindustrie kein Interesse haben. Würde Zucker offiziell als Droge eingestuft werden, dann gäbe es in absehbarer Zeit wohl ein Verkaufsverbot an Kinder und Jugendliche. An den heutzutage üblichen Zuckerzusatz in Baby-Nahrung wäre schlichtweg gar nicht mehr zu denken. Auch ein Werbeverbot für zuckerhaltige Lebensmittel dürfte wohl recht schnell auf die politische Agenda rücken. Analog zu Zigaretten wären auch prominente Warnhinweise auf Produktverpackungen folgerichtig. Stell dir bitte einmal vor, wie ein solcher Warnhinweis – vielleicht sogar mit einem abschreckenden Bild einer erkrankten Person – auf einem Schokoriegel wirken würde:

- „Zucker verursacht Karies“
- „Zucker verursacht Demenz“
- „Zucker verursacht Diabetes Typ 2“
- „Zucker ist tödlich“
- „Zucker macht schnell abhängig“

Aber zurück zur Sucht: Die wissenschaftliche Forschung hat die Zuckersucht beim Menschen trotz vieler starker Indizien bislang leider **noch** nicht nachgewiesen. Damit kam ich also nicht weiter.

Mein nächster Versuch Licht ins Dunkel zu bringen war zum Glück ein Volltreffer. Ich habe mir die folgende Frage gestellt: Unter welchen wesentlichen Gesichtspunkten wird eine Suchterkrankung in der Medizin betrachtet?

Der ICD (International Statistical Classification of Diseases and Related Health Problems – in deutsch: Internationale Klassifikation der Krankheiten) ist ein Katalog, der alle bekannten Krankheiten auflistet. Er wird von der Weltgesundheitsorganisation WHO herausgegeben. In der aktuellen Version (dem ICD 10) steht unter Abhängigkeitssyndrom Folgendes:

„Eine Gruppe von Verhaltens-, kognitiven und körperlichen Phänomenen, die sich nach wiederholtem Substanzgebrauch entwickeln. ***Typischerweise besteht ein starker Wunsch, die Substanz einzunehmen, Schwierig-***

keiten, den Konsum zu kontrollieren, und anhaltender Substanzgebrauch trotz schädlicher Folgen. *Dem Substanzgebrauch wird Vorrang vor anderen Aktivitäten und Verpflichtungen gegeben. Es entwickelt sich eine Toleranzerhöhung und manchmal ein körperliches Entzugssyndrom.*

Das Abhängigkeitssyndrom kann sich auf einen einzelnen Stoff beziehen (zum Beispiel Tabak, Alkohol oder Diazepam), auf eine Substanzgruppe (zum Beispiel opiatähnliche Substanzen), oder auch auf ein weites Spektrum pharmakologisch unterschiedlicher Substanzen."

Wie war das bei mir? Ich hatte damals einen starken Wunsch nach Süßem, große Schwierigkeiten weniger davon zu konsumieren und ich hatte weiter konsumiert, obwohl ich mich sehr vor Diabetes gefürchtet hatte und permanent unter meinem schlechten Gewissen litt. Wie ist es bei dir?

Vielleicht sagst du dir jetzt: Es stimmt schon, dass ich sehr gerne Süßes konsumiere – aber eben einfach nur, weil es mir so gut schmeckt. Wenn ich wollte, könnte ich es auch jederzeit sein lassen. Aber stimmt das wirklich? Viele Zuckersüchtige denken tatsächlich exakt so. Sie sind davon überzeugt, sie hätten alles unter Kontrolle – verspüren aber lange Zeit keinen Anlass sich in Abstinenz von Süßem zu üben. Bis dann irgendwann ein Anstoß von außen kommt, wie zum Beispiel:

- ein schmerzlicher Kommentar zur eigenen Figur
- gesundheitliche Probleme
- ein Krankheitsfall in der Familie
- ein Bericht über Diabetes

Folglich sagen sich die vermeintlichen „Genuss-Konsumenten": OK – ab sofort wirst du einfach weniger Süßes zu dir nehmen. Aber funktioniert das dann? Nun, es verhält sich hier gewissermaßen ganz ähnlich wie bei den guten Vorsätzen zum Jahresanfang – sie haben meist eine kurze Haltbarkeit. Die richtige Frage lautet deswegen eher: Wie lange können „die Genießer" ohne Süßes leben? Mit einer gewissen Anstrengung bzw. dem Einsatz von Willenskraft kann man die selbstauferlegte Einschränkung zwar gut eine Zeitlang durchhalten – in dieser Zeit leidet man jedoch unter mehr oder weniger stark ausgeprägten Verzichtsgefühlen, die auf Dauer nur sehr schwer zu ertragen sind. Der Großteil hält aus diesem Grund lediglich ein paar Tage durch, weniger Süßes zu konsumieren. Manch einer schafft es auch ein paar Wochen – mit dem intensiven Einsatz von Willenskraft vielleicht sogar einige Monate.

Langfristig gelingt der limitierte Konsum in den meisten Fällen jedoch nicht, und zwar deswegen, weil bereits eine Abhängigkeit eingetreten ist.

Die meisten „glücklichen Konsumenten" von Süßem denken zwar, sie konsumieren aus einer freien Entscheidung heraus – das ist aber ein Trugschluss. Es ist bedauerlicherweise vielmehr so, dass Zuckersüchtige ihre Abhängigkeit, wenn überhaupt, erst nach vielen Jahren oder gar Jahrzehnten bemerken bzw. diese zumindest erahnen. Vielen Süchtigen wird diese Erkenntnis sogar ihr ganzes Leben lang nicht zugänglich.

Bei einem guten Freund wurde vor einem Jahr Diabetes Typ 2 festgestellt. Bis dahin hatte er leidenschaftlich gern Limonaden im Übermaß konsumiert. Er rief mich am Tag seiner Diagnose an und teilte mir mit: „Peter, du hattest vollkommen recht mit dem ganzen Zuckerthema. Aufgrund meiner Krankheit werde ich fortan gänzlich auf raffinierten Zucker als Genussmittel verzichten." Leider musste er nach wenigen Tagen jedoch feststellen, dass er damit ein gravierendes Problem hatte.

Ein weiteres Beispiel: Kürzlich erzählte ich einer Bekannten, dass ein verstärkter Zuckerkonsum die Hautalterung stark beschleunigt und insofern auch gewichtige kosmetische Gründe gegen den Konsum sprächen. Trotz ihrer erstaunten Reaktion hatte ich nicht den Eindruck wirklich etwas bewirkt zu haben – dem war wohl aber nicht so! Als ich sie nach einer Woche wieder traf erzählte sie mir, dass sie sich nach unserem Gespräch im Internet über das Thema Zucker und Hautalterung informiert hätte, weil sie als junge Frau ein sehr hohes Ästhetik-Bewusstsein bzw. sogar eine regelrechte Angst vor Falten habe. Sie hatte in den folgenden Tagen sehr intensiv mit sich gekämpft, um auf Süßigkeiten und Softdrinks zu verzichten. Nach drei sehr qualvollen Tagen hatte sie aber schließlich aufgegeben. Sie gestand mir, dass sie ihr Leben in diesen drei Tagen ganz und gar nicht mehr genießen konnte und ihre Gedanken nur noch um das eine Thema (Süßigkeiten) gekreist wären! Deswegen sei der Verzicht auf Süßigkeiten für sie überhaupt keine Option. Ihre Frage war vielmehr: „Peter – wie machst du das nur?“ Diese Frage wird mir übrigens häufig gestellt, und meine Antwort verblüfft meine Gesprächspartner immer wieder aufs Neue: „Im Grunde genommen ist es lächerlich einfach, alle Süßigkeiten links liegen zu lassen, wenn man erst einmal alle relevanten Umstände und Fakten rund um den Zucker verstanden hat!“ Es bereitet mir zum völligen Unverständnis der Beteiligten sogar ein regelrechtes Vergnügen!

Die Wahrheit ist: Zucker macht sehr schnell abhängig – auch wenn viele Zuckersüchtige ihre Abhängigkeit lange Zeit nicht bemerken!

Meine Frau arbeitete viele Jahre als Krankenschwester in einer Uniklinik. In der Augenklinik erläuterte sie auch den Patienten, die durch Diabetes bereits einen Netzhautschaden ihrer Augen erlitten hatten, wie schädlich der weitere Konsum von Süßem für ihre

Gesundheit wäre und, dass im schlimmsten Fall sogar eine Erblindung drohen könnte. Oft sah sie diese Patienten kurz nach dem aufklärenden Gespräch im Kiosk mit einem Stück Schwarzwälder-Kirsch- oder Käse-Sahne-Torte. Wie es scheint, haben diese Patienten die Warnung (die sie sehr wahrscheinlich auch nicht das erste Mal gehört hatten) einfach in den Wind geschlagen. Warum gingen diese Patienten dieses hohe Risiko ein? Wegen dem guten Geschmack der Kuchen und Torten? Ich habe vollstes Verständnis dafür, dass man Lebensmittel gerne und öfter isst, wenn sie einem besonders gut schmecken. Ich persönlich esse beispielsweise für mein Leben gerne Erdbeeren. Aber würde ich Erdbeeren auch dann noch essen, wenn mir in einem Krankenhaus gerade sehr fundiert erläutert würde, dass ich damit mein Augenlicht riskieren würde, weil die Erdbeeren meine Netzhaut schädigen würden? Wohl kaum! Es muss also neben dem guten Geschmack noch einen anderen gewichtigen Beweggrund geben, der zu diesem selbstschädigenden und irrationalen Verhalten führt. Dieser Beweggrund hat einen Namen: Sucht!

Vielleicht sagst du dir jetzt auch: So etwas würde mir niemals passieren! Wenn mein Augenlicht in Gefahr wäre oder meine Gesundheit anderweitig akut bedroht wäre, dann würde ich auf keinen Fall mehr Süßes konsumieren. Aber mal ehrlich: Denkst du, dass die soeben beschriebenen Patienten im Krankenhaus früher nicht genauso dachten? Im fortgeschrittenen Stadium der Sucht scheint diese Logik aber offenbar nicht mehr zu funktionieren. Deswegen solltest du es gar nicht so weit kommen lassen!

Andere wiederum erkennen relativ frühzeitig, dass es ihnen schwer fällt ihren Konsum zu kontrollieren. Vielleicht liegt das daran, dass es ihnen nicht so gut gelingt, ihre Ängste vor den negativen Folgen ihres Konsums, zu verdrängen.

Kernaussagen:

- Raffinierter Zucker macht sehr schnell abhängig!
- Die Mehrzahl der Zuckersüchtigen bemerkt den eigenen Kontrollverlust jedoch lange Zeit nicht!
- Der Kontrollverlust wird den Süchtigen meistens erst bewusst, wenn sie versuchen die Kontrolle auszuüben.
- Zuckersüchtige nehmen aufgrund ihrer Sucht ganz erhebliche gesundheitliche Risiken in Kauf, die rational betrachtet überhaupt nicht nachvollziehbar sind (bis hin zur Erblindung und Amputation von Gliedmaßen)!

6. Sucht und Entzugserscheinungen

Als mir klar wurde, dass ich süchtig war, fragte ich mich: Kann raffinierter Zucker tatsächlich so etwas wie Entzugserscheinungen verursachen? Eigentlich könnte man doch annehmen, dass das nur bei harten Drogen – wie zum Beispiel bei Heroin – der Fall ist.

Beim raffinierten Zucker ist es tatsächlich so, dass die Entzugserscheinungen sehr wohl vorhanden, aber nicht so gravierend sind. Sie äußern sich nicht in Form von Schmerzen oder schwerwiegenden Qualen. Die meisten Menschen bemerken deswegen schlichtweg gar nicht, dass sie unter Entzugserscheinungen leiden oder gar süchtig sind. Dennoch sind die Entzugserscheinungen vorhanden und diese halten die Sucht fast unbemerkt am Laufen.

In diesem Zusammenhang ist es wichtig zu wissen, dass raffinierter Zucker erst ab einer gewissen Dosis suchterzeugend wirkt. Im Kern geht es bei den suchtauslösenden Lebensmitteln um Süßigkeiten und Softdrinks! Obst, Fertigpizzen, Chips oder etwas Zucker in der Salatsoße sind beispielsweise nicht suchterzeugend. Stärkehaltige Lebensmittel wie Brot, Nudeln und Kartoffeln oder Milchzucker sind ebenso unkritisch, weil die Stärke bzw. die Laktose vom Körper zunächst in einem verzögernden Prozess in Einfachzucker aufgespaltet wird. Wir werden die relevanten Lebensmittel im Kapitel „Lebensmittel-Check“ noch genauer abgrenzen.

Der interessanteste Aspekt bei den Entzugserscheinungen ist wohl der, dass wir die Entzugserscheinungen bewusst i.d.R. überhaupt nicht wahrnehmen oder gar mit dem raffinierten Zucker in Verbindung bringen. Die davon betroffenen inneren Vorgänge sind weitgehend unbewusst.

Die Entzugserscheinungen äußern sich bei den Betroffenen nach allen bisherigen Erfahrungen individuell – es müssen nicht alle Entzugserscheinungen auftreten und die erlebte Intensität variiert.

Folgende Entzugserscheinungen können auftreten:
- Reizbarkeit
- Anspannung
- Innere Unruhe
- Nervosität
- Stimmungsschwankungen
- Niedergeschlagenheit
- Ängste

Ich fasse die Entzugserscheinungen für die weiteren Erläuterungen der Einfachheit halber unter einem „unbehaglichen Gefühl“ zusammen.

Darüber hinaus können sich die Entzugserscheinungen auch körperlich bemerkbar machen, etwa durch:
- Kopfschmerzen
- Schlafstörungen
- Müdigkeit
- Erschöpfung
- Schwindelgefühl

Sehen wir uns die überaus interessante Funktionsweise der Zuckersucht jetzt einmal näher an. Schon kurze Zeit (30-60 Minuten) nach dem letzten Konsum eines zuckerhaltigen Lebensmittels verspüren wir die ersten Entzugssymptome. Wir sind etwas angespannt, reizbar und unruhig. I.d.R. wird uns aber weder das unbehagliche Gefühl noch der Zusammenhang mit dem Konsum von Zucker so richtig bewusst. Wir wünschen uns einfach etwas Süßes und spüren allenfalls, dass uns die Nascherei irgendwie gut zu tun scheint. Die meisten denken in dieser Situation, dass ihr Verlangen dem guten Geschmack ihrer Lieblingssüßigkeiten und Softdrinks entspringt, was übrigens auch ein Bluff ist, auf den ich im Kapitel „Die Geschmackstäuschung“ noch näher eingehen werde. Unser Unterbewusstsein hat den Zusammenhang zwischen diesem unbehaglichen Zustand und dem Konsum von Süßem, mit dem dieser abgestellt werden kann, jedoch schon lange Zeit realisiert. Bewusst wird uns lediglich ein ausgeprägtes Verlangen nach etwas Süßem.

Irgendwann geben wir unserem Verlangen nach und essen zum Beispiel ein Schokolädchen oder trinken einen Softdrink. Kurz darauf verblasst das lästige Gefühl und wir sind wieder zufriedener, entspannter und besser gelaunt. Unser Unterbewusstsein weiß genau, mit welchen Lebensmitteln das funktioniert. Ein guter Freund pflegt in diesem Zusammenhang zu sagen: „Peter, ich habe jetzt so einen richtigen Limo-Durst.“. Auch wenn mein Freund Durst meinte, handelt es sich nicht um einen echten Durst. Bei unserem Verlangen handelt sich vielmehr um einen Suchthunger bzw. im Falle meines Freundes um einen Suchtdurst, der nicht mit natürlicher Nahrung oder Wasser, sondern nur mit raffiniertem Zucker gestillt werden kann.

Nachdem wir unserem Verlangen nachgegeben haben, verblassen unsere Entzugserscheinungen. Wir dürfen uns dann wieder für einen Moment so entspannt und zufrieden fühlen, wie ein Nicht-Süchtiger, der niemals unter Entzugserscheinungen leidet. Ist das nicht ein fantastisches Vergnügen? Diese Wohltat ist allerdings eine Illusion: Wir fühlen uns nämlich nicht wirklich besser, sondern nur weniger schlecht, wobei der Zucker selbst unser vorheriges Tief verursacht hat. Das wäre in etwa so, als würden wir uns selbst stark zwicken, um uns daraufhin zu freuen, wenn die Schmerzen wieder nachlassen.

Schon bald kehrt jedoch dieses lästige Gefühl zurück und unser Unterbewusstsein flüstert uns ins Ohr: „Ich möchte etwas Süßes“. Jede weitere Dosis lindert das Leid nur kurzfristig und weckt das Verlangen für die nächste. Dieses Down-and-Up verläuft wie eine endlose Kettenreaktion. Übrigens, habe ich bewusst entgegen der üblichen Reihenfolge Down-and-Up geschrieben, weil Zucker niemals in der Lage ist ein echtes „Up“ zu verursachen. Ich werde diesen Aspekt im Kapitel „Kein Hochgefühl“ noch ausführlich erläutern.

Das Problem bei der ganzen Geschichte ist Folgendes: Wir erkennen nicht, dass Zucker die ganze Problematik verursacht. Das Unbehagen tritt ja nur ohne Süßes auf – wenn wir Süßes konsumieren, wird es beseitigt! Wir nehmen den Ursachen-Wirkungs-Zusammenhang deswegen umgekehrt wahr und denken irrtümlicherweise, dass uns Zucker guttut. Das exakte Gegenteil ist jedoch der Fall!

Das ist in etwa so, als würde man versuchen Feuer mit Benzin zu löschen. Würde das Sinn machen? Wohl kaum!

Sobald sich der Suchtmechanismus etabliert hat, ist es so, als hätten wir in unserem Körper einen kleinen Teufel zum Leben erweckt, der sich von raffiniertem Zucker ernährt und unersättlich ist. Bekommt er einmal keinen Nachschub, beschwert er sich mit unbehaglichen Gefühlen. Er flüstert uns leise zu: Du möchtest jetzt einfach etwas Süßes!

Entzugserscheinungen

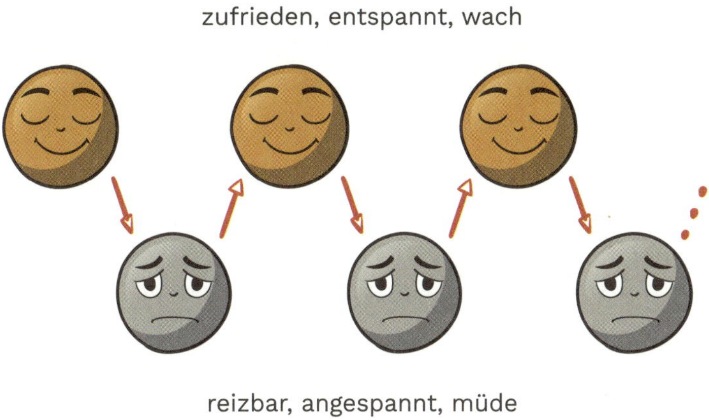

Ein sehr interessanter Aspekt der Zuckerfalle ist auch der, dass unser Verlangen nicht nur von den Entzugserscheinungen abhängt, sondern insbesondere in Situationen verstärkt auftritt, in denen wir üblicherweise Süßes konsumieren. Das zugrunde liegende Phänomen der Verknüpfung von neutralen und bedeutsamen Reizen bezeichnet man in der Psychologie als „klassische Konditionierung“. Sie wurde 1904 von dem russischen Professor Iwan Petrowitsch Pawlow entdeckt. Pawlow fütterte in einem Experiment Hunde immer kurz nachdem er eine Glocke geläutet hatte. Nach einer gewissen Gewöhnungszeit löste der Glockenton bei den Vierbeinern eigenständig (ohne den Reiz des Futters) einen verstärkten Speichelfluss aus. Der neutrale Stimulus (Glockenton) wurde zu einem konditionierten Reiz. Mit diesem Experiment wurde das Prinzip der klassischen Konditionierung erstmals wissenschaftlich belegt.

Aufgrund erlernter gedanklicher Verknüpfungen entwickeln wir in bestimmten Situationen einen verstärkten Wunsch nach etwas Süßem. Die Situation wirkt quasi wie ein Brandbeschleuniger auf unser Verlangen. Bei mir war es so, dass ich tagsüber i.d.R. noch nicht einmal an etwas Süßes denken musste – abends beim Fernsehen war mein Verlangen jedoch unüberwindbar. Wie ist das bei dir?

Viele Süchtige konsumieren übrigens in verstärktem Maße, wenn ihnen langweilig ist. Das hat auch einen guten Grund: In der Monotonie lenkt die Süchtigen nichts von ihren Entzugserscheinungen ab und ihr Verlangen verstärkt sich.

Kernaussagen:

- Raffinierter Zucker wirkt ab einer gewissen Dosierung suchterzeugend – also bei Süßigkeiten, Softdrinks und einigen wenigen anderen Lebensmitteln!
- Wir leiden kurz nach dem Konsum an Entzugserscheinungen, die wir bewusst jedoch kaum wahrnehmen und meistens nicht mit Zucker in Verbindung bringen!
- Bewusst wird uns weitgehend nur ein sehr starkes Verlangen nach etwas Süßem, für dessen Ausprägung wir jedoch keine plausible Erklärung haben. Deswegen denken wir irrtümlich, dass uns Süßigkeiten und Softdrinks so fantastisch gut schmecken, dass wir sie unbedingt konsumieren müssen!
- Wenn wir unserem Verlangen nachgeben, verblassen die Entzugserscheinungen. Wir dürfen uns dann für einen Moment wieder so entspannt und zufrieden fühlen, wie vor unserer Sucht!
- Nicht-Süchtige dürfen sich ihr ganzes Leben entspannt und zufrieden fühlen und leiden niemals an Entzugserscheinungen!

7. Gewöhnung & Dosierung

Es ist vollkommen klar, dass man durch ein fortwährendes Hin und Her zwischen Entzugserscheinungen und von deren Erlösung keinerlei Vorteile für sich verbuchen kann. Es ist insofern schlichtweg unsinnig einen derartig selbstschädigenden Mechanismus am Leben zu erhalten.

Die Problematik ist jedoch noch steigerungsfähig. Die mit der Zeit zunehmende Verstärkung des Problems liegt in den Anpassungsmechanismen des menschlichen Körpers begründet, die durch den Konsum von Drogen aller Art ganz automatisch in Gang gesetzt werden. Und was passiert dann? Vermutlich hast du es schon geahnt: Unser Körper entwickelt im Laufe der Zeit eine Immunität gegen die Droge. Deswegen hebt der Konsum einer konstanten Menge raffinierten Zuckers die Entzugserscheinungen irgendwann nicht mehr vollständig auf. Und dann? Dann verschafft zunächst nur noch eine höhere Dosis Abhilfe. Unser Körper gewöhnt sich alsbald aber auch an die höheren Dosen und verlang allmählich nach immer mehr.

Die meisten Zuckersüchtigen steigern ihren Konsum deshalb sukzessive. Oft geschieht das über einen Zeitraum von vielen Jahren bzw. sogar Jahrzehnten. Ich erinnere mich selbst noch sehr gut daran, dass mein Suchthunger als Jugendlicher bereits nach einer Handvoll Fruchtgummis vollständig gestillt war. Diese haben mir dann regelmäßig viel zu süß geschmeckt und ich fragte mich, warum sie zunächst so gut und auf einmal überhaupt nicht mehr geschmeckt hatten. Heute weiß ich, dass ich den wahrhaften, viel zu süßen Geschmack der Fruchtgummis wahrgenommen habe, sobald meine Entzugserscheinungen weitgehend beseitig waren. Viele Jahre später musste ich fast eine ganze Packung Fruchtgummis konsumieren, um eine vergleichbare Wirkung zu erzielen und schon nach 30 Minuten verlangte der kleine Teufel in mir nach Nachschub! Zum Glück habe ich diesen Alptraum vor nunmehr vier Jahren ein für alle Mal überwunden. Heute frage ich mich, wie mir Fruchtgummis überhaupt jemals schmecken konnten. Schon der Gedanke an den Geschmack erzeugt in mir ein wahrhaftes Ekelgefühl!

Mit einer steigenden Dosierung nimmt auch das Ausmaß der Entzugserscheinungen sukzessive zu. Außerdem werden die Entzugserscheinungen schon bald nicht mehr vollständig aufgehoben. Wir leiden dann selbst nach dem Zuckerkonsum noch an einem persistierenden Rest der Symptome.

Zuckersüchtige sind deswegen ab einem gewissen Stadium permanent und mit der Zeit zunehmend

- gereizt
- angespannt
- unruhig
- nervös
- schlecht gelaunt
- ängstlich

Das Befinden bessert sich zwar durch den Konsum von Süßem für einen Moment – Süchtige erreichen aber schon bald nicht mehr das glückliche und zufriedene Niveau eines Nicht-Süchtigen. Das wäre so – um bei unserem Beispiel von vorhin zu bleiben –, als würden wir uns selbst zwicken, um uns daraufhin zu freuen, dass sich die Schmerzen zwar bessern, aber nie mehr ganz vergehen. Das wäre doch Wahnsinn, oder? Natürlich wäre es das!

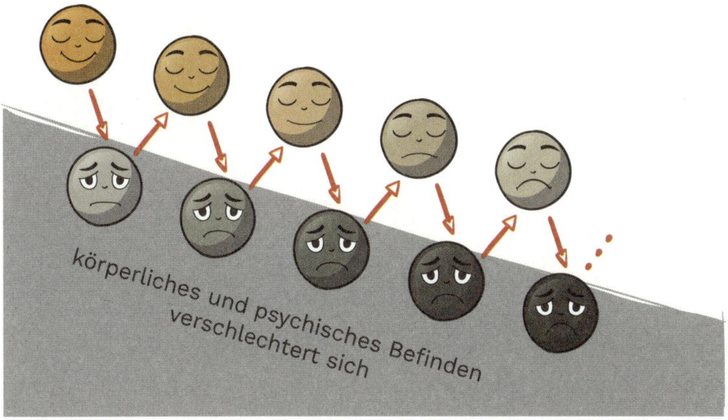

Eine Bewegung steht sinnbildlich für tausende von Konsumeinheiten.

Es kommt aber noch schlimmer: Mit zunehmendem Konsum spüren die Betroffenen auch körperliche Beschwerden wie beispielsweise Übergewicht und entwickeln eine charakteristische Angst vor den gesundheitlichen Folgen der eigenen Maßlosigkeit. Sobald dieser Zustand eintritt, möchten die Zuckersüchtigen ihren Konsum der Gesundheit zuliebe nur allzu gern einschränken. Das gelingt den meistens aber nicht, weil sie bereits die Kontrolle verloren haben. Mit zunehmenden Entzugssymptomen nimmt nämlich auch das Verlagen nach Süßem sehr stark zu – die Sucht bzw. der kleine Teufel in ihnen wird immer stärker. Deswegen geraten die Betroffenen sukzessive immer tiefer in den Sog der Süßigkeitenfalle. Einige pendeln sich zwar irgendwann auf einem gewissen Konsum-Level ein. Das bedeutet aber mitnichten, dass es ihnen tatsächlich besser geht als denen, die ihren Konsum weitgehend ungehemmt steigern. Weil auch ihr Körper nach immer mehr Zucker verlangt, müssen sie sich die meiste Zeit ihres Lebens kontrollieren und leiden quasi permanent an Verzichtsgefühlen bzw. sie sehnen sich nach ihren Lieblingssüßigkeiten. Dieses ungestillte Verlangen wird von vielen Betroffenen als sehr quälend und belastend empfunden.

Der Abstieg des Zuckersüchtigen ist ein sehr langsamer und systematischer Prozess, der oft Jahrzehnte dauert. Die Droge zieht ihr Opfer ganz allmählich und kaum spürbar nach unten. Es ist ein wenig wie beim Älterwerden: Man sieht jeden Tag aus wie am Tag zuvor und doch passiert es.

Süchtige kommen deswegen gar nicht auf die Idee, dass es ihnen aufgrund ihres Zuckerkonsums so schlecht geht. Sie denken sich vielleicht: „Ich bin älter geworden und habe mehr Stress als früher. Es ist doch klar, dass das mit einer gewissen Anspannung einhergeht und mit dem Alter nimmt man ja auch zwangsläufig an Gewicht zu, weil sich der Stoffwechsel verlangsamt." Das ist jedoch ein Trugschluss!

Ich möchte den Gesamtzusammenhang zum besseren Verständnis einmal in einem fiktiven Vergleich darlegen. Stell dir bitte einmal vor, du steigst auf eine sinnbildliche Rolltreppe, die deine entzugsbedingte Gefühlswelt darstellt. Die Rolltreppe fährt nach unten und die Höhe deiner Position entspricht dem Niveau deiner Entzugserscheinungen. Beim Start im Erdgeschoss sind diese noch nicht vorhanden – es geht dir sehr gut und du bist völlig entspannt. Bereits nach den ersten Zentimetern auf dem Weg abwärts spürst du aber leichte, kaum wahrnehmbare Entzugserscheinungen (lediglich ein leicht unbehagliches Gefühl) und du gehst deswegen einen Schritt nach oben, der automatischen Treppenbewegung entgegen. Auf dem Ausgangsniveau angekommen, fühlst du dich wieder zufrieden und entspannt. Die Rolltreppe setzt jedoch unaufhaltsam ihre Abwärtsbewegung fort und dieser Vorgang wiederholt sich immer wieder. Jedes Mal, wenn du einen Schritt nach oben machst verspürst du Erleichterung. Dieser „positive" Effekt ist aber im Grunde genommen kein echter Gewinn – du fühlst dich vielmehr danach einfach nur weniger schlecht als noch einen Moment zuvor. Die Problematik besteht jedoch zusätzlich darin, dass die Treppenbewegung einen kleinen Tick schneller ist als deine eigenen Schritte nach oben. Immer wieder schreitest du nach oben und fühlst, dass dir die Bewegung guttut – was in dem Moment ja auch stimmt. Insgesamt geht es dir aber zunehmend schlechter und das alles wäre dir nie passiert, wenn du nicht auf die Rolltreppe gestiegen wärst. In diesem Fall hättest du dich überhaupt nie schlechter gefühlt und würdest dich insofern auch nicht nach Erleichterung sehnen. Mit der Zeit wird dein Höhen-Niveau immer weiter absinken und deine Entzugserscheinungen werden immer stärker werden. Deine „downs" werden zunehmend tiefer und deine „ups" immer geringer. Irgendwann im Keller angekommen wirst du dich dauernd angespannt, gereizt und einfach nur unzufrieden fühlen. Wenn du einen Schritt nach oben machen wirst, wird es dir zwar ein wenig besser gehen – aber immer noch sehr viel schlechter als auf deinem Ausgangsniveau im Erdgeschoss. Und leider ist die Rolltreppe trotz all deiner Bemühungen und Anstrengungen immer etwas schneller als du und wird dich immer tiefer in den Keller führen! Du hast aber leider keine Erkenntnis über den gesamten Zusammenhang und bist vielmehr davon überzeugt, dass dir deine Rolltreppe immer wieder guttut und du sie deswegen unbedingt benötigst, um dein Leben zu genießen.

Was wäre, wenn dir der Zusammenhang auf einmal klar würde und es an der Rolltreppe einen Entkommen-Knopf gäbe, mit dem du die Rolltreppe anhalten könntest. Du würdest zwar 5-7 Tage in deiner Position verharren – dann würde dich die Treppe aber wie ein Wunder in wenigen Tagen ganz automatisch nach oben fahren. Du könntest der Rolltreppen-Falle entkommen und würdest dich fortan dauerhaft sehr viel besser fühlen. Was würdest du in diesem Fall tun? Natürlich würdest du den Entkommen-Button drücken!

Die gute Nachricht ist, dass dir die Befreiung aus der Süßigkeiten-Sucht schon in Kürze analog gelingen wird – und zwar ganz einfach, mit Freude und ohne irgendwelche Enthaltsamkeits-Qualen! Alles was du dafür tun musst ist dieses Buch aufmerksam zu Ende zu lesen und aufgeschlossen zu bleiben!

Kernaussagen:

- Süßigkeiten und Softdrinks rauben den Süchtigen zunächst ihr Wohlbefinden und ihre Entspannungsfähigkeit, um ihnen dann einen immer kleiner werdenden Teil davon zurückzugeben und als Wohltäter aufzutreten!
- Der Genuss besteht in einem frühen Stadium darin, dass die Süchtigen sich für einen Moment annähernd so gut fühlen dürfen, wie es Nicht-Süchtige die ganze Zeit tun!
- Mit der Zeit zieht der raffinierte Zucker die Süchtigen jedoch immer weiter herunter – sie fühlen sich über Jahr und Tag immer schlechter!

8. Das kleine und das große Problem der Sucht

Gratulation! Du hast jetzt schon eines der beiden elementaren Probleme der Süßigkeiten-Sucht durchschaut – nämlich die in den beiden vorangegangenen Kapiteln dargelegten Entzugserscheinungen und ihre motivationale Wirkung. Diese sind prinzipiell zwar nervig und auch belastend, aber sie sind auch so schwach, dass der Großteil der Süchtigen sie bewusst noch nicht einmal wahrnimmt. Die Symptome sind im Grunde genommen also recht einfach zu überwinden – ich vergleiche es immer gerne mit einer leichten Erkältung. Deswegen schaffen es auch einige Süchtige mit Willenskraft ein paar Wochen oder Monate ganz auf Süßes zu verzichten oder sich deutlich einzuschränken – der ein oder andere sogar ohne größere Gefühle der Entbehrung. Dennoch fallen die Allermeisten nach nicht allzu langer Zeit wieder in ihre selbstschädigenden Konsummuster zurück und können dann eine ganze Zeitlang nicht erneut die Kraft für einen weiteren Anlauf aufbringen – sie sind wieder im Zucker-Dilemma gefangen und fühlen sich nach ihrem Scheitern sogar regelmäßig noch elender.

Einer meiner Seminarteilnehmer nahm sich zum Beispiel über die Weihnachtsfeiertage viele Jahre immer wieder aufs Neue vor, ab dem neuen Jahr gänzlich auf Süßigkeiten zu verzichten. Er war stark übergewichtig und litt wirklich sehr unter seinem dauernden Drang Schokolade zu essen. Sein Vorhaben gelang ihm mit einer gewissen Anstrengung auch jedes Mal für einige Wochen. Obwohl es von außen betrachtet den Anschein erweckte, dass ihm diese Abstinenzphasen relativ leichtfielen, benötigte er doch immer wieder viel Kraft und Energie, die er nur einmal im Jahr aufbringen konnte. Nach einigen Wochen wurde er dann bei einem Geburtstag, einer Feier oder einem anderen festlichen Anlass immer wieder schwach, obwohl er die Entzugserscheinungen, die maximal drei Wochen anhielten, längst überwunden hatte.

Dieses Beispiel verdeutlicht sehr gut, dass die Entzugserscheinungen nicht den einzigen und auch nicht den schwerwiegendsten Aspekt der Abhängigkeit verkörpern. Ganz im Gegenteil: Die Entzugserscheinungen sind das weitaus kleinere Problem der Zuckersucht!

Das geniale Täuschungsmanöver namens Zucker hat nämlich noch ein Ass im Ärmel. Das ungleich gewichtigere Problem ist im Überzeugungssystem der Süchtigen verortet. Es manifestiert sich in Form von Trugbildern, die durch den Konsum stark zuckerhaltiger Lebensmittel zum Leben erweckt werden, und die Süchtigen zu der falschen Auffassung führen, dass sie zuckerhaltige Lebensmittel unbedingt benötigen würden.

Insbesondere wegen dieser falschen Überzeugungen halten die meisten Zuckersüchtigen ohne Süßes noch nicht einmal die ersten drei Wochen durch – ganz egal wie fest sie sich ihr gesünderes Dasein auch vorgenommen hatten.

Das wirklich schwerwiegende Problem der Zuckersucht besteht in geistig tief verwurzelten Trugbildern, welche die Süchtigen langfristig in der Sucht gefangen halten. Im nächsten Kapitel sehen wir uns diese einmal näher an.

Kernaussagen:

- Die Entzugserscheinungen sind das zweitrangige Problem der Zuckersucht – sie sind relativ einfach zu überwinden!
- Das entscheidende Problem der Sucht besteht in mächtigen Trugbildern bzw. Illusionen, die den Süchtigen die unbedingte Notwendigkeit süßer „Genüsse“ suggerieren!

9. Die Trugbilder

Bei der Lektüre eines Buchs zur Raucherentwöhnung wurde mir klar, dass mich einige Trugbilder in meiner Zuckersucht gefangen hielten, die ich selbst durch meinen Konsum von Süßigkeiten zum Leben erweckt hatte – also quasi die Geister, die ich rief.

Bei den Trugbildern handelt es sich um überaus machtvolle Täuschungen und Illusionen, denen eine ungeheure Kraft innewohnt. Sie halten den Großteil der deutschen Bevölkerung lebenslang in der Zuckersucht gefangen. Diese Trugbilder entstehen bei einem über einen längeren Zeitraum anhaltenden Konsum stark zuckerhaltiger Lebensmittel deswegen, weil Süchtige aufgrund ihrer Entzugserscheinungen bzw. deren Linderung einer verzerrten Wahrnehmung unterliegen. So gesehen erschafft das kleine Problem (die Entzugserscheinungen) ein sehr viel gewaltigeres Problem. Die genaue Funktionsweise der zugrundeliegenden Täuschungen erläutere ich detailliert in den folgenden Kapiteln. Sie sind letzten Endes zwar sehr simpel und leicht zu durchschauen, aber deswegen nicht minder wirksam. Im Ergebnis gelangen Süchtige leider zu der grundfalschen Überzeugung, dass Süßes in verschiedener Hinsicht ein probates Hilfsmittel sei, und sie ihre Süßigkeiten und/oder Softdrinks deswegen unbedingt benötigten bzw. der Konsum dieser unendlich genussvoll sei.

Viele Süchtige sind felsenfest davon überzeugt, dass Süßigkeiten und Softdrinks

- glücklich machen
- soziale Anlässe verschönern
- bei der Stressbewältigung helfen
- Energie verleihen

- die Konzentration verbessern
- die Entspannung fördern

Ich kann an dieser Stelle gar nicht genug betonen, dass diese Funktionserwartungen allesamt grundlegend falsch sind und Süßigkeiten und Softdrinks in jeder einzelnen Disziplin das genaue Gegenteil von dem liefern, was man sich eigentlich von ihnen verspricht.

Die Wahrheit ist, dass Süßigkeiten und Softdrinks
- uns unglücklich machen
- soziale Anlässe niemals verschönern
- Stress verursachen
- Energie rauben
- die Konzentration verschlechtern
- Entspannung verhindern

Übrigens sind alle Süchtigen individuell konditioniert und die aufgeführten Illusionen können, müssen aber beim Einzelnen nicht vorhanden sein bzw. sind individuell sehr unterschiedlich ausgeprägt.

Eine weitere, sehr mächtige Illusion, ist der vermeintlich gute Geschmack der gezuckerten Lebensmittel. Dem einen schmeckt Kuchen, der anderen Schokolade, Bonbons oder Softdrinks. Alle Süchtigen haben jedoch eines gemeinsam: Sie sind fest davon überzeugt, dass ihnen ihre Lieblings-Süßigkeiten geschmackliche Hochgenüsse bereiten. Es ist zwar tatsächlich so, dass den Süchtigen (und zwar nur den Süchtigen) diese starke künstliche Süße sehr gut schmeckt – es ist aber mitnichten so, dass sie damit eine echte geschmackliche Bereicherung erfahren würden. Die Auflösung der Geschmackstäuschung stellt für mich regelmäßig die größte Herausforderung dar – ich werde sie deswegen in einem eigenen umfassenden Kapitel behandeln.

Auch beim Geschmack möchte ich an dieser Stelle schon einmal klarstellen, dass raffinierter Zucker niemals eine geschmackliche Bereicherung darstellen kann, sondern auch hier das exakte Gegenteil des Erwarteten der Fall ist: Zucker ist in Wahrheit ein Geschmacks-Killer!

Die Lebensmittelindustrie greift die verschiedenen Trugbilder zu allem Unglück sehr geschickt auf und verstärkt sie effektiv mit psychologisch ausgeklügelten Werbespots. Auf diese Weise wird uns tagtäglich in subtiler Form die vermeintliche „Richtigkeit“ unserer falschen Glaubenssätze suggeriert.

Kernaussagen:

- Süßes kann uns nicht dabei behilflich sein, unser Leben angenehmer und genussvoller zu gestalten – das genaue Gegenteil ist der Fall!
- Zucker ist kein Quell geschmacklicher Hochgenüsse – er ist in Wahrheit ein Geschmacks-Killer!

9.1 Wohlbefinden und Süßes

In diesem Kapitel möchte ich den Irrglauben aus der Welt schaffen, dass Süßigkeiten und Softdrinks ein Hochgefühl erzeugen könnten. Nichts liegt der Wahrheit ferner!

Oft höre ich den Einwand: „Bislang war die ganze Zeit nur von Entzugserscheinungen die Rede. Aber macht Zucker den Menschen durch die Ausschüttung von Glückshormonen nicht auch glücklich?" Ein Teil dieser Aussage ist richtig: Der Konsum von raffiniertem Zucker kann die Ausschüttung sogenannter Glückshormone (zum Beispiel Dopamin) anregen. Glücklich werden Süchtige dadurch aber mitnichten!

Richtig ist, dass raffinierter Zucker das Belohnungszentrum unseres Gehirns übermäßig stimuliert und dadurch verschiedene suchttypische Probleme verursacht – ganz ähnlich, wie dies auch bei offiziell anerkannten Drogen der Fall ist. Drogen aller Art können den Menschen langfristig jedoch niemals glücklich machen. Ganz im Gegenteil: Sie ziehen ihr Opfer Stück für Stück immer tiefer in den emotionalen und körperlichen Abgrund! Die Natur hat in der Evolution eine überlebensdienliche und sehr ausgeklügelte Regulierung unseres Glücksempfindens hervorgebracht. Wären die Menschen früher dauerglücklich gewesen, dann hätten sie vermutlich zu wenig für ihr Überleben getan. Deswegen versucht der menschliche Körper das natürliche Gleichgewicht des Hormonhaushaltes immer dann wiederherzustellen, wenn wir versuchen dieses durch Drogen aller Art von außen zu manipulieren. Führen wir unserem Körper also Drogen zu, die zu einer vermehrten Ausschüttung von Glückshormonen wie Dopamin oder Serotonin beitragen, kann das sehr kurzfristig betrachtet unsere Laune anheben.

Bei Zucker verhält es sich jedoch so, dass dieser nur anfänglich auftretende Effekt durch das sehr starke „Aufgedreht sein" vollständig überlagert wird. Deswegen bietet der Konsum von Zucker auch nach einer längeren Abstinenz keinerlei Vorteile – ganz im Gegenteil: Man fühlt sich ausgesprochen unwohl, wenn man nach einer längeren Abstinenz raffinierten Zucker konsumiert!

Das Dopamin agiert als Neurotransmitter und entfaltet seine Wirkung, in dem es an die Dopamin-Rezeptoren – also an die Empfangseinheiten in unserem Gehirn – andockt. Unser Gehirn reduziert bei einer dauerhaft erhöhten Dopamin-Ausschüttung zur Widerherstellung des ursprünglichen Gleichgewichtes jedoch sehr schnell die Anzahl der Rezeptoren. Diese stumpfen einfach ab, und das Gehirn passt sich damit an die übersteigerte Zufuhr der Botenstoffe an. Dadurch entsteht schon nach kurzer Zeit ein neues Gleichgewicht, bei dem die Süchtigen trotz des erhöhten Dopamin-Niveaus nur noch so „glücklich" sind wie zuvor ohne ihre Droge. Dieses „schiefe" Gleichgewicht – bei dem es den Süchtigen emotional nicht besser geht als noch vor ihrer Sucht – kann jedoch nur noch durch den weiteren Konsum der Droge aufrechterhalten werden. Bleibt die weitere Zufuhr aus, fühlen sich die Süchtigen elend und wesentlich schlechter als vor ihrer Abhängigkeit!

Die Wissenschaftler des Princeton Neuroscience Institute in New Jersey haben in ihren Experimenten auch diesen Aspekt untersucht. Professor Hoebel und sein Team entdeckten bei den Labortieren eine konkrete Veränderung im Hirnstoffwechsel: Durch die Gewöhnung an den Zucker war nach ca. einem Monat die Zahl der Dopamin-Rezeptoren in den Rattenhirnen gesunken. Die Tiere passten sich damit an den konstanten Dopamineinstrom an. Sobald den Tieren der Zuckernachschub verwehrt wurde, litten sie unter einer mangelnden Stimulation ihres Belohnungssystems – ganz so wie Drogensüchtige. Die Veränderungen waren auch denen ähnlich, die zuvor in Experimenten mit kokain- oder heroinsüchtigen Ratten gewonnen werden konnten.

Mit anderen Worten: Wenn wir Süßes konsumieren, tritt sehr schnell ein Gewöhnungs-Effekt ein. Die Süchtigen pendeln sich dann, wie in den vorherigen Kapiteln dargelegt, zwischen Entzugserscheinungen und einem Normalzustand ein. Mit der Zeit werden nicht einmal mehr alle Entzugserscheinungen aufgehoben!

Die Betroffenen leiden deswegen permanent und dürfen sich immer mal wieder eine kurze Zeit lang annährend so gut fühlen wie vor ihrer Sucht!

Wenn Zucker auf Dauer wirklich glücklich machen würde, müssten schwer Abhängige die glücklichsten Menschen der Welt sein. Das sind sie aber ganz offensichtlich nicht und das kann man auch sehr gut beobachten. Bitte achte einmal in deinem Freundes- und Bekanntenkreis darauf, wer besonders viel Süßes konsumiert. Wirken diese Menschen wirklich glücklicher als die anderen? Du wirst feststellen, dass das genaue Gegenteil der Fall ist: Zuckersüchtige sind permanent nervös, unruhig und angespannt und sehnen sich nach ihrem nächsten „Kick“. Darüber hinaus leiden sie unter Gewissensbissen und Schamgefühlen. Und mal ehrlich: Wenn raffinierter Zucker wirklich glücklich machen würde, dann würdest du dieses Buch vermutlich nicht in deinen Händen halten.

Es ist eine Illusion zu glauben, dass uns raffinierter Zucker bzw. Süßes glücklicher machen könnte. Er kann lediglich die durch ihn selbst verursachte Störung zum Teil wieder beseitigen – und auch das nur für einige Minuten! In Wahrheit stürzt raffinierter Zucker die Süchtigen durch die Entzugserscheinungen in ein andauerndes Stimmungstief!

Viele Süchtige sind auch felsenfest davon überzeugt, dass der Konsum von Süßem eine Leere in ihnen füllen würde. Im Grunde genommen handelt es sich hierbei um den eben dargelegten Irrglauben in leicht abgewandelter Form. Es ist jedoch so, dass der Konsum von Süßem keine Leere füllt. In Wahrheit hat er diese erschaffen und hält sie mit dem gerade dargelegten Mechanismus lebenslang aufrecht.

Bitte mache dir das vollständig bewusst: Süßes wird dich niemals glücklich machen!

Vielleicht denkst du jetzt: OK, Zucker macht zwar langfristig nicht glücklich, aber wenn ich mich nicht daran gewöhne, kann Süßes in ausgewählten Momenten – wie zum Beispiel an einem Geburtstag – meine Stimmung heben? Leider muss ich dich aber auch hier enttäuschen!

Auch Nicht-Süchtige erleben nach dem Konsum von Süßem kein Hochgefühl! I.d.R. können wir uns an diese Situation in der frühen Kindheit nicht mehr erinnern. Um diesen Aspekt zu erforschen habe ich 2010 in einem Selbstversuch nach einer einjährigen Abstinenz ein Glas Limonade getrunken. Ich hatte damit gerechnet, dass mir die Limonade entgegen meiner früheren Vorliebe für diese Sorte nicht schmecken würde und diese Annahme trat auch ein – die Limo war einfach viel zu süß. Der Geschmack war sogar so abstoßend, dass es mir tatsächlich schwerfiel, das Glas leer zu trinken. Womit ich allerdings nicht gerechnet hatte: Innerhalb weniger Minuten spielte mein Körper quasi verrückt. Ich war auf einmal extrem aufgedreht, fahrig und sehr unruhig. Dieser Zustand hatte nichts, wirklich absolut gar nichts Angenehmes an sich und ich habe mich nur noch danach gesehnt, dass es hoffentlich bald vorbei sein würde! Also selbst wenn der Konsum von raffiniertem Zucker den Haushalt meiner Glückshormone beeinflusst haben sollte, hat der negative Effekt meines aufgedrehten Zustandes den „Dopamin-Effekt“ derart überkompensiert, dass ich diesen noch nicht einmal bemerkt habe. Als Einwand höre ich an dieser Stelle meiner Seminare immer mal wieder, dass man sich an diesen aufputschenden Effekt doch gewöhnen würde. Ja, das stimmt tatsächlich: Als Süchtiger habe ich mich zum Beispiel auch nie aufgedreht gefühlt, noch nicht einmal nach einer ganzen Packung Fruchtgummis. Aber: An die Wirkung des Dopamins gewöhnt man sich dann eben auch und der Effekt verkehrt sich ins Negative!

Konsumiert man nach einer längeren Abstinenz Süßes, so stellt man fest, dass es überhaupt nicht schmeckt und fühlt sich postwendend völlig überdreht und unwohl.

Ich habe von meinen Seminarteilnehmern einige Rückmeldungen zu diesem aufputschenden Effekt erhalten. Die geschilderten Erlebnisse gleichen sich weitestgehend und decken sich mit meiner persönlichen Erfahrung. Die meisten wollten nach einer längeren Abstinenz ausprobieren, ob die einstigen Lieblings-Süßigkeiten tatsächlich nicht mehr schmeckten. Natürlich bin ich ihnen für das Feedback sehr dankbar. Vermutlich kannst du dir aber dennoch denken, dass ich von einem solchen Versuch ausdrücklich abrate.

Zucker ist wie oben dargelegt eine Droge – auch wenn das offiziell noch nicht anerkannt wurde. Das Wesen dieser Droge besteht darin, dass der Konsum nicht kontrollierbar ist. Auch wenn man der Sucht einmal erfolgreich entkommen konnte, ist es ein gefährlicher Drahtseilakt, erneut mit dem Feuer zu spielen. Tu das deswegen bitte nicht!

Kernaussagen:

- Süßes konnte dir niemals ein echtes Hochgefühl geben und wird dir dies auch in Zukunft niemals geben können!
- Nicht-Süchtige fühlen sich nach dem Konsum von Süßem aufgedreht und unwohl!
- Bei Süchtigen kann raffinierter Zucker lediglich die Entzugserscheinungen beseitigen, die er selbst verursacht hat – und das irgendwann auch nur noch zum Teil!
- In Wahrheit geht es den Süchtigen mit der Zeit immer schlechter!

9.2 Stress und Süßes

Der besseren Verständlichkeit halber möchte ich die Wahrnehmungstäuschung im Zusammenhang mit Stress anhand eines praktischen Beispiels verdeutlichen.

Zuckersüchtige leiden permanent mehr oder weniger unter ihren Entzugserscheinungen und sind deswegen grundsätzlich leicht reizbar, angespannt und nervös. Wir können diese Symptome auch als Entzugsstress bezeichnen. Wenn nun ein weiterer externer Stressfaktor hinzukommt – beispielsweise ein angespanntes Gespräch einer Mitarbeiterin mit ihrem Vorgesetzten – steigt der wahrgenommene Stresslevel weiter an.

Süchtige wissen in dieser Situation jedoch intuitiv, was sie zu tun haben, um ihr Stress-Niveau abzusenken: Sie verzehren etwas Süßes. In vielen Büros stehen eigens für diesen Zweck sogar üppige Süßigkeiten-Depots herum! Und was passiert jetzt? Ganz einfach: Ein Teil des Entzugsstresses wird im Nu beseitigt und den Süchtigen geht es tatsächlich besser als noch einen Augenblick zuvor – sie verspüren weniger Gesamt-Stress!

Der echte Stress – zum Beispiel aus dem Gespräch der Mitarbeiterin mit ihrer Chefin – bleibt allerdings konstant. Es ist eine Illusion zu glauben, dass Süßigkeiten bei echtem Stress helfen könnten und mal ehrlich: Was soll das Fruchtgummi denn auch an der Situation ändern?

Bitte bedenke: Nichtsüchtige leiden niemals an Entzugsstress! Deswegen sind sie in einer Stress-Situation immer bessergestellt!

Stress & Süßes

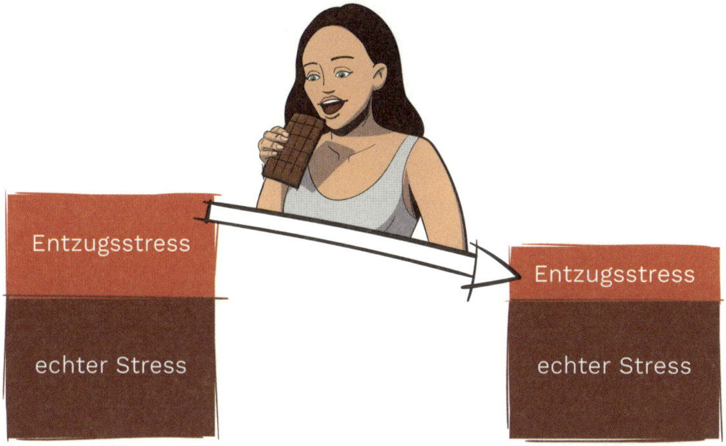

Süchtige durchschauen diesen Zusammenhang jedoch nicht! Sie spüren lediglich, dass ihnen ihre Süßigkeiten bei Stress zu helfen scheinen! Dabei handelt es sich aber um eine Illusion, weshalb sich der Irrglaube umso stärker verfestigt, je öfter die Süchtigen ihre vermeintliche „Stress-Hilfe“ erleben.

Dieser Mechanismus läuft analog auch in zahlreichen leicht stressigen Alltagssituationen ab – beispielsweise wenn ein Kind schreit, in einer peinlichen Situation, bei Verspätung, etc. Du kannst gerne einmal überschlagen, wie oft du in solchen Situationen Süßigkeiten und/oder Softdrinks konsumierst. Bei mir persönlich war das in einem Zeitraum von 15 Jahren täglich mindestens einmal der Fall – also insgesamt 5.000 Mal. Unser Unterbewusstsein registriert und speichert die illusorische Erleichterung jedes einzelne Mal fehlerhaft ab und auf diese Weise verfestigt sich die Illusion mit den Jahren immer mehr!

Wie bereits erwähnt sind alle Süchtigen individuell konditioniert und auch die „Stress-Hilfe-Illusion“ muss auf dich nicht zutreffen bzw. könnte auch nur geringfügig ausgeprägt sein.

Bei den Betroffenen entwickelt sich aus dieser Täuschung jedoch ein regelrechter Teufelskreis. Unter Stress konsumieren sie mehr Süßigkeiten und die höhere Dosis führt zu immer mehr Entzugsstress! Alltägliche Situationen, mit denen Betroffene früher ganz einfach zurechtgekommen sind, überfordern sie zunehmend.

Natürlich ändert sich der Stress-Level unseres Lebens durch den Konsum von Süßem nicht. Das gilt zumindest solange uns der Zucker noch nicht krank gemacht hat. Unsere Wahrnehmung der Ereignisse ändert sich aber durch den zunehmenden Einfluss des Entzugsstresses gravierend.

Ein sehr tückischer Aspekt der Zuckerfalle ist der, dass die Süchtigen den durch die Entzugserscheinungen verursachten Stress überhaupt nicht mit ihren Süßigkeiten in Verbindung bringen, sondern im Gegenteil davon ausgehen, dass diese bei Stress hilfreich wären. In Wahrheit kommt aber ein immer größer Stressanteil von dem Entzug selbst! Das Leben erscheint den Süchtigen deswegen immer stressiger!

Es tritt somit das exakte Gegenteil von dem ein, was sich die Süchtigen eigentlich von ihrer Stress-Hilfe versprechen. Zuckersüchtige sind deswegen andauernd gestresst und angespannt und kommen mit anspruchsvollen Situationen immer schlechter zurecht.

Solange du von Zucker abhängig bist, wirst du niemals frei von Stress sein können! Bei mir selbst wurde manchmal schon das kleinste Problemchen zur Katastrophe, welches das Fass zum Überlaufen brachte. Ich bin sehr froh, dass ich seit nunmehr vier

Jahren eine ungeahnte innere Ruhe und Ausgeglichenheit genießen kann – es ist vielleicht sogar der größte Gewinn meiner neuen Freiheit.

Der Irrglaube an eine Stresshilfe kann sich sogar so stark verfestigen, dass die armen Süchtigen davon überzeugt sind, ohne Süßigkeiten überhaupt nicht mehr mit Stress zurechtzukommen! Ein guter Bekannter aus dem Fitness-Center, in dem ich in Freiburg trainiere, leidet schon seit einigen Jahren unter seinem Zuckerkonsum. Er bewundert meine langjährige Abstinenz und spricht mich immer wieder sehr neugierig auf das Thema und mein Befinden an. Nach einer anfänglich skeptischen Phase ist er seit ungefähr zwei Jahren selbst sehr stark motiviert, sich zu meinem Seminar anzumelden. Er schiebt die Anmeldung aber immer wieder auf, weil er bei seiner Arbeit unter starkem Projektstress steht und sich in dieser Situation nicht in der Lage sieht, das Thema anzugehen. Er bekundet mir deswegen immer wieder, dass es ihm bei dem Stress im aktuellen Projekt unmöglich erscheinen würde, auf seine kleine Stütze (seine Schokolade) zu verzichten. Und nach dem einen Projekt kommt das Nächste und so weiter. Es ist mir leider bis heute nicht gelungen ihn davon zu überzeugen, dass es der Zucker selbst ist, der in wesentlichem Maß zu seinem Stress beiträgt und wie viel besser es ihm schon bald gehen könnte.

Kernaussagen:

- Viele Zuckersüchtige unterliegen der Illusion, dass Süßigkeiten gegen Stress helfen! Sie fürchten, dass sie ohne Süßigkeiten nicht mehr so gut mit Stress zurechtkommen!
- Das Trugbild entsteht, weil beim Konsum von Süßigkeiten der Entzugsstress reduziert wird, und damit der Gesamt-Stresslevel abfällt!

- In Wahrheit erzeugen die Süßigkeiten selbst einen erheblichen und im Zeitverlauf zunehmenden Stress: den Entzugsstress!
- Süchtige sind deswegen dauernd nervös und angespannt!
- Solange man süchtig ist, kann man nie frei von Stress sein!

9.3 Soziale Anlässe und Süßes

Von Kindheit an haben wir gelernt, dass Süßes an Festlichkeiten aller Art auf keinen Fall fehlen darf. Es gibt in unserer Kultur keinen Geburtstag, keine Hochzeit, keine Kommunion, keine Taufe, kein Ostern, kein Halloween, keinen Nikolaus und kein Weihnachten ohne Süßes. An Geburtstagen wird Kuchen serviert, an Weihnachten gibt es Plätzchen und zum Nikolaus einen Weihnachtsmann aus Schokolade. Darüber hinaus konsumieren wir wie selbstverständlich auch an den vielen übrigen kleineren sozialen Zusammenkünften Süßes, wie zum Beispiel beim klassischen Kaffee und Kuchen. Wie ist das in deiner Familie?

Die Konditionierung beginnt bereits mit den Geburtstagen in der frühen Kindheit, an denen zur vermeintlichen Freude und dem letztendlichen Leidwesen der Kinder oft Unmengen an Süßigkeiten und Limonaden aufgetischt werden. Als wäre das nicht schon genug, bekommen die kleinen Gäste vom Geburtstagskind heutzutage noch eine kleine Tüte voller Naschereien mit nach Hause – sozusagen als Dankeschön für ihr Kommen. Hinzu kommt, dass die Kinder ihren Geburtstag sogar „mehrmals" feiern. Am Geburtstag selbst feiert man zuhause und in der Schule, an einem darauffolgenden Wochenende findet dann die Geburtstagsfeier mit den Freunden statt und Oma, Opa und die übrigen Verwandten kommen zur Feier des Anlasses ebenfalls am Wochenende – selbstverständlich aber nicht am selben Tag. Und wenn der Geburtstag auf ein Wochenende fällt, feiern die Kinder in der Schule nach.

Auf ein Jahr hochgerechnet kommt da wirklich einiges zusammen. Ich habe die Anzahl einmal für meine Kinder überschlagen und war selbst ziemlich überrascht.

Überschlag:

- 5 x Süßes am eigenen Geburtstag
  - 1 x bei der Feier zuhause
  - 1 x bei Feier in der Schule
  - 1 x bei der Feier mit den Verwandten
  - 1 x bei der Party mit den Freunden + 1 x am Tag danach (Nasch-Tüte)
- 4 x Süßes an den Geburtstagen der zwei Geschwisterkinder (die Feier in der Schule fällt weg)
- 3 x Süßes an den Geburtstagen der Cousins
- 20 x Süßes an den Geburtstagsfeiern in der Schulklasse
- 7 x Süßes an der Party eines Freundes + 7 x am Tag danach (Naschtüte)

= 50-mal pro Jahr

Ich gehe davon aus, dass die meisten Kindern in unserem Kulturkreis ähnlichen Konsumgewohnheiten unterliegen und um die 50-mal im Jahr erleben, dass zu einer ordentlichen Geburtstagsfeier Süßigkeiten und Softdrinks einfach dazugehören – bei 52 Wochen im Jahr also quasi im Wochentakt! Die übrigen Feierlichkeiten, wie Ostern, Weihnachten, Nikolaus, Halloween, etc. kommen bei der Gesamtbetrachtung natürlich noch hinzu!

Selbstverständlich meinen es Eltern nur gut mit ihren Kindern – oft wohl aber auch zu gut! Ich habe häufig erlebt, dass Kinder an Ostern oder Weihnachten von ihren Lieben ein so umfassendes Paket an Süßigkeiten bekamen, dass der Vorrat bei einem mäßigen Konsum einige Wochen vorhalten würde. Auch wenn das gut gemeint ist, geht dieser Schuss doch gründlich nach hinten los!

Wir lernen schon früh in unserer Kindheit, dass Süßigkeiten und Softdrinks ein unerlässlicher Bestandteil von Festlichkeiten aller Art sind. Aufgrund dieser Konditionierung entwickeln Süchtige an feierlichen Anlässen ganz automatisch ein verstärktes Verlangen nach etwas Süßem – ganz so wie der pawlowsche Hund beim Erklingen des Glockentons anfängt zu speicheln!

Die geistige Brücke zwischen Feierlichkeiten und Süßem wäre an sich gar nicht problematisch. Man könnte diese erlernte Verbindung schnell und einfach entkoppeln, wenn damit kein Genuss oder Vorteil verbunden wäre. Stell dir in diesem Zusammenhang einfach einmal vor, die Süßigkeiten würden dir auf einmal überhaupt nicht mehr schmecken oder sie würden Übelkeit hervorrufen. Würdest du dann bei einem Geburtstag noch danach verlangen? Wohl kaum! Der Hund liegt jedoch darin begraben, dass sich die Süchtigen von dem Verzehr ihrer Süßigkeiten und/oder Softdrinks irrtümlich einen positiven Effekt bzw. einen Genuss versprechen. Einzig und allein aus diesem Grund gieren Süchtige an Zelebritäten aller Art regelrecht nach Süßem.

Die entscheidende Frage lautet also: Warum gelangen Süchtige über kurz oder lang zu der festen Überzeugung, dass sie eine Feier nur noch mit Süßem genießen können?

Die Antwort auf diese Frage liegt nach der Lektüre der vorangegangenen Kapitel nicht allzu fern: Süchtige leiden auch an Geburtstagen und anderen Feierlichkeiten an Entzugserscheinungen wie Reizbarkeit, Anspannung, innerer Unruhe, Nervosität und Niedergeschlagenheit. Natürlich kann man in einer solchen Gemütsverfassung eine Geburtstagfeier, an der man sich ja eigentlich entspannen möchte, nicht wirklich genießen. Es ist vollkommen klar, dass sich das Erleben eines Geburtstags ohne diese lästigen Störungen wesentlich schöner anfühlt! Und genau das bewerkstelligen die Süchtigen weitgehend unbewusst durch ihren Konsum. Sobald sie beispielsweise ein Stück Kuchen verspeist haben, stellt sich der ursprüngliche Zustand der inneren Ruhe und des Friedens wieder für einen Moment ein – zumindest zu einem gewissen Grad. Ist das nicht fantastisch? Wohl kaum!

Weil sich das Befinden der Süchtigen unmittelbar nach ihrem Konsum von Süßem ein wenig verbessert, unterliegen sie der Illusion, dass Kuchen, Torten und Co. für eine genussvolle Party wichtig und geradezu unverzichtbar wären. Das ist aber nicht korrekt, weil der Konsum von Süßem selbst das schlechte Befinden der Süchtigen ausgelöst hat, und dieses nur für einen kurzen Moment und schon bald auch nur noch zum Teil lindert!

Es ist interessant, dass auch diese Illusion weitgehend unbemerkt bzw. unbewusst entsteht. Fragt man Süchtige konkret danach, warum Kuchen und Torten an Geburtstagen denn so unverzichtbar seien, so geraten sie meist in Erklärungsnöte und rechtfertigen ihren Zwang mit dem guten Geschmack. Das ist jedoch absoluter Unsinn! Obst schmeckt auch sehr gut und fungiert dennoch niemals als unverzichtbarer Bestandteil irgendeiner Feierlichkeit! Ich gehe später noch in einem eigenen Kapitel näher auf die Geschmackstäuschung ein.

In Wahrheit können nur Nicht-Süchtige eine Feier wirklich vollkommen entspannt genießen, weil bei Süchtigen ein zunehmender Rest an Entzugserscheinungen permanent verbleibt. Süßigkeiten und Softdrinks verschönern soziale Anlässe deswegen niemals! Im Gegenteil: Süchtige können Partys wegen ihrer inneren Anspannung, ihrer Unruhe und Reizbarkeit nie vollkommen genießen!

Ich konnte schon einigen Menschen in meinem persönlichen Umfeld dabei behilflich sein, sich aus der Zuckerfalle zu befreien. Der Großteil ist jedoch noch nicht so weit, sich mit diesem wichtigen Thema tatsächlich auseinanderzusetzen. Ich akzeptiere diese Haltung, weil ich selbst am besten weiß, welche Verlustängste diese schreckliche Droge in einem Menschen auslösen kann. Aus diesem Grund servieren wir bei einem Treffen mit den noch betroffenen Freunden grundsätzlich immer Süßes. „Auf Entzug" käme ansonsten wohl kaum Freude auf und der Wunsch uns zu besuchen würde ziemlich sicher stark unter einer dogmatischen „Kein-Süßes-Für-Freunde-Politik" leiden. Ich bin jedoch guter Dinge, dass sich das Gros unserer Freunde über kurz oder lang für eine kritische Hinterfragung dieses Irrsinns öffnen wird.

Viele Süchtige schämen sich in einem fortgeschrittenen Stadium der Abhängigkeit für ihre Maßlosigkeit! Schon bald reichen ein oder zwei Stückchen Kuchen nicht mehr aus, um einen einigermaßen akzeptablen Zustand herzustellen. Insofern stecken sie in dem sehr bedauerlichen Dilemma entweder peinlich viel zu konsumieren oder sich dauernd nach Nachschub zu sehnen. Klingt das etwa entspannend? Natürlich ist es das nicht!

Ich erinnere mich in diesem Zusammenhang noch sehr gut an eine Hochzeitsfeier. Weil meine Befreiung aus der Zuckersucht noch nicht allzu lang zurücklag, beobachtete ich das Naschverhalten der Hochzeitsgäste sehr genau. An unserem Kaffee-Tisch saß ein sehr sympathisches Pärchen in den Dreißigern. Nachdem die Hochzeitstorte angeschnitten war, hatten sie sich rasch ein ziemlich großes Stück ergattert und dieses auch umgehend verspeist. Daraufhin holten sie sich nach und nach immer wieder ein Stückchen der übrigen Kuchen und Torten. Es war offensichtlich, dass ihnen ihr Konsum mit der Zeit immer peinlicher wurde und deswegen fielen die Erläuterungen auch immer umfassender aus. Grundtenor war, dass man schließlich doch all die leckeren Kuchen zumindest einmal probieren müsste. Nur frage ich mich, warum die einzelnen Stücke dann immer so groß waren? Irgendwann sagte mir der freundliche Herr dann, dass es jetzt genug sei mit dem Kuchen und er jetzt seiner Figur zuliebe standhaft bleiben würde – auch wenn er noch so gern ein weiteres Stück haben wollte. Das fiel dem Armen jedoch augenscheinlich ziemlich schwer. Deswegen konnte er auch überhaupt nicht nachvollziehen, warum mich die Kuchen und Torten so ganz und gar nicht interessierten.

Bitte bedenke: Das wirklich Schöne an einem Geburtstag oder an einer Hochzeit sind die netten Leute und der Anlass der Feierlichkeit! Sobald du deine Zuckersucht überwunden hast, wirst du Kuchen, Donuts, Torten, etc. noch nicht einmal mehr vermissen und dich dabei einfach nur „pudelwohl" fühlen. Du wirst das zwanghafte Konsumverhalten der übrigen Gäste mit einem wunderbaren Gefühl der Stärke und einer ordentlichen Portion Mitleid betrachten.

Kernaussagen:

- Wir werden von Kindheit an dazu konditioniert, Süßes mit Festlichkeiten aller Art zu verbinden, und empfinden deswegen bei sozialen Anlässen ein verstärktes Verlangen nach etwas Süßem!
- Süchtige unterliegen dem Irrglauben, dass Kuchen, Torten, Donuts, etc. einen unverzichtbaren Bestandteil gelungener Feierlichkeiten darstellen!
- In Wahrheit können nur Nicht-Süchtige eine Party vollkommen entspannt und völlig frei von Entzugserscheinungen genießen!

9.4 Energie und Süßes

Raffinierter Zucker lässt den Blutzuckerspiegel nach dem Verzehr rasant ansteigen. Insofern liegt die Vermutung nahe, dass uns Süßigkeiten, Softdrinks und Konsorten durch diesen Blutzucker-Kick mehr Energie verleihen. Nichts liegt der Wahrheit jedoch ferner!

Für das Verständnis dieser Täuschung ist es sinnvoll, einen kurzen Blick auf einige relevante Fakten der Evolution des Menschen zu werfen. Unser Organismus wurde in Millionen von Jahren geformt und in diesem langwierigen Trial-and-Error-Prozess hat die Evolution ein wahrhaftes Meisterwerk vollbracht. Der menschliche Körper ist ein unfassbar ausgeklügeltes biologisches System, welches genialer gar nicht sein könnte. Dieses komplexe System leistet Sekunde für Sekunde Unvorstellbares und sorgt mit Millionen von simultan ablaufenden Körperprozessen für unser Überleben und Wohlergehen. Dem Menschen selbst werden jedoch nur sehr wenige dieser Vorgänge bewusst. Die meisten Körperfunktionen wie zum Beispiel die Atmung, der Herzschlag, die Verdauung, die Reflexe und die Wundheilung laufen in vielschichtigen und ineinandergreifenden Prozessen ganz automatisch ab. Wenn wir uns beispielsweise in den Finger schneiden, heilt die Wunde wie durch ein Wunder in einer faszinierenden Art und Weise von selbst. Wenn unser Körper durch einen Unfall schwer verletzt wird, laufen ohne unser aktives Zutun einige lebenserhaltende Notfallprogramme ab. Unser Körper kann zum Beispiel den Kreislauf stabilisieren, eine schnelle Blutstillung einleiten oder Schmerzen fast vollständig aus dem Bewusstsein verdrängen, sofern dies notwendig wird.

Und natürlich hat die Natur unseren Körper auch mit allen erforderlichen biologischen Mechanismen ausgestattet, um natürliche Nahrungsmittel optimal zu verwerten. Mit diesen Nahrungsmitteln können wir unsere Gesundheit erhalten und die notwendige Energie für die Bewältigung aller Lebensaufgaben gewinnen. Falls im Notfall einmal mehr Energie benötigt wird, stellt uns unser Körper diese beispielsweise durch die Ausschüttung von Adrenalin umgehend zur Verfügung.

Es ist in diesem Zusammenhang wichtig zu wissen, dass sich unser körpereigener Nahrungsverwertungsmechanismus optimal an die bei der Evolution vorherrschenden Nahrungsangebote angepasst hat. Die ältesten Funde des Homo Sapiens legen nahe, dass unsere Spezies schon seit mindestens 100.000 Jahren existiert. Das bedeutet im Umkehrschluss, dass sich der Aufbau unseres Körpers seit einer sehr langen Zeit nicht mehr wesentlich verändert hat. Die in den damals verfügbaren Lebensmitteln (insbesondere Fleisch, Fisch, Eier, Gemüse und Obst) enthaltene Glukose wird von unserem Körper in einem langsamen Prozess zerlegt und verwertet. Diese retardierte Freisetzung der Glukose führt zu einer langanhaltenden Energieversorgung und zu einem mäßig ausgeprägten Blutzuckerspiegel, der den menschlichen Körper optimal und nachhaltig mit Energie versorgt.

Es ist offensichtlich, dass vor 100.000 Jahren keine Schokoriegel, Kuchen, Pralinen oder Fruchtgummis an den Bäumen und Sträuchern wuchsen und die Menschen auch keine Limonade aus Flüssen tranken. Deswegen hat die Evolution unseren Körper auch mit keinem geeigneten Mechanismus ausgestattet, um mit diesen gesundheitsschädlichen Lebensmitteln umzugehen. Auch Honig stand damals, wenn überhaupt, nur sehr selten auf dem Speiseplan.

Konsumieren wir hingegen Süßes, gelangt der hohe und sofort verfügbare Glukose-Anteil sehr schnell in unseren Blutkreislauf und lässt den Blutzuckerspiegel auf ein viel zu hohes Niveau ansteigen.

Weil ein zu hoher Blutzuckerspiegel im menschlichen Körper schwerwiegende gesundheitliche Schäden verursacht, schüttet die Bauchspeicheldrüse umgehend Insulin aus. Dieses Hormon sorgt dafür, dass der Zucker in die Zellen eingeschleust wird, um den Blutzuckerspiegel wieder abzusenken. Nach dem kurzfristig andauernden Blutzucker-Hoch bleibt die weitere Glukose-Zufuhr, die unser Körper antizipiert, jedoch aus. Deswegen fällt der Blutzuckerspiegel schon nach kurzer Zeit wieder steil ab und es kommt zu einem zu tiefen Blutzuckerspiegel.

Betrachten wir den beim Konsum von raffiniertem Zucker entstehenden Zyklus des Blutzuckerspiegels einmal im Zusammenhang mit dem körperlichen und emotionalen Befinden der Süchtigen.

Kurz nach dem Konsum von Süßem steigt der Blutzucker steil an. Süchtige fühlen sich in dieser Phase eine gewisse Zeit normal, weil sie sich bereits an diesen unnatürlichen Zustand gewöhnt haben. Nicht-Süchtige fühlen sich in einer derartigen Situation aufgedreht, fahrig und unruhig! Durch die Ausschüttung von Insulin fällt der Blutzuckerspiegel der Süchtigen schon nach kurzer Zeit wieder schnell ab und nur einen kurzen Moment liegt er auf einem optimalen Niveau. Aufgrund des steilen Abfalls ist der Blutzucker jedoch schon bald zu niedrig. Die Süchtigen fallen in ein tiefes Loch. Sie fühlen sich müde, schlapp und erschöpft und empfinden einen ausgeprägten Heißhunger!

Wenn sie ihren Gelüsten schließlich nachgeben, geht es ihnen rasch wieder besser und der Ablauf wiederholt sich – es handelt sich um einen wahrhaften, nicht enden wollenden Teufelskreis!

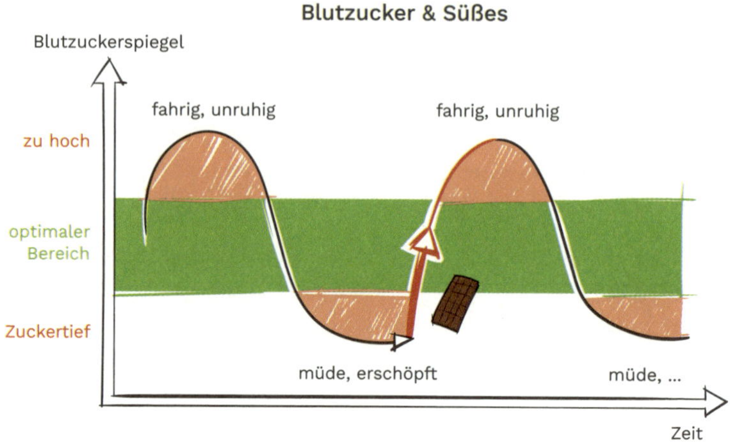

Aufgrund dieser Verkettung der Gemütszustände entsteht mit der Zeit die im Grundsatz völlig falsche Annahme, dass Süßes Energie verleihen würde. In Wahrheit wurde das „künstliche Tief" jedoch von dem vermeintlichen Freund – dem raffinierten Zucker – selbst ausgelöst. Und selbst wenn die Süchtigen sich nach dem nächsten Snack ein wenig aufgedreht fühlen, ist das vergleichsweise immer noch deutlich angenehmer, als sich müde, schlapp und erschöpft zu fühlen, nicht wahr? Die „Energie-Illusion" entsteht durch die relative Verbesserung des Befindens nach dem Konsum von Süßem. In Wahrheit geht es den Süchtigen nach dem Konsum von Süßem jedoch nicht gut, sondern lediglich weniger schlecht! Darüber hinaus hat der raffinierte Zucker selbst den ganzen Spuk des schlechten Befindens erschaffen.

Entgegen der weit verbreiteten Annahme, dass Süßes Energie verleihen würde, die auch von der Werbung gerne suggeriert wird, entpuppen sich Süßigkeiten und Softdrinks in Wahrheit also als Energieräuber!

Natürlich ist eine Energiespritze wünschenswert und es gibt diese auch tatsächlich: Insbesondere Vollkornprodukte und Naturreis versorgen den Körper über einen längeren Zeitraum mit Energie und halten den Blutzuckerspiegel in einem optimalen Bereich. Bei Kartoffeln kann man sich mit einem kleinen Trick behelfen. Werden die Erdäpfel nach dem Erhitzen abgekühlt, entsteht resistente Stärke, die den Körper ebenfalls über einen längeren Zeitraum optimal mit Energie versorgt. Nicht-Süchtige, die sich gesund ernähren, verfügen deswegen dauerhaft über wesentlich mehr Energie!

Ich erinnere mich in diesem Zusammenhang noch sehr gut an die Schilderungen einer Seminarteilnehmerin. Sie litt schon seit längerem unter einem zu hohen Body-Mass-Index und hatte deswegen schon öfter versucht abzunehmen – jedoch leider vergeblich. Kürzlich hatte sie von einer Freundin von dem Prinzip des Intervallfastens gehört und versuchte nun seit einigen Wochen tagsüber zu fasten. Die Problematik bestand jedoch darin, dass sie das Gefühl hatte, nicht über genügend Energie für ihren Beruf als Masseurin zu verfügen. Deswegen verschlang sie zwischen ihren Kundenterminen des Öfteren einen Schokoriegel, obwohl sie genau das eigentlich nicht tun wollte. Das Interessante an dieser Geschichte war, dass sie es noch ein Jahr zuvor geschafft hatte, ganze vier Wochen zu fasten und damals bereits nach einigen Tagen spürte, dass sie über viel mehr Energie verfügte als jemals zuvor. Und trotz dieser sehr präsenten Erinnerung war ihre Illusion von einem Ener giegewinn stärker – das irritierte sie sehr.

Übrigens sollte man Weißmehl und hellen Reis aufgrund der enthaltenen „schnellen Kohlenhydrate“ ebenfalls meiden, weil diese Lebensmittel einen ähnlich negativen Effekt auf den Blutzuckerspiegel haben, wie raffinierter Zucker. Der in Milch enthaltene Milchzucker (Laktose) wird hingegen im Dünndarm langsam aufgespalten und führt insofern nur zu einem gemäßigten Anstieg des Blutzuckerspiegels. Die in Obst enthaltenen Ballaststoffe führen trotz des enthaltenen Zuckes ebenso wenig dazu, dass der Blutzuckerspiegel übermäßig ansteigt.

Kernaussagen:

- Süchtige unterliegen der Illusion, dass ihnen Süßes mehr Energie verleihen würde!
- In Wahrheit stürzt der raffinierte Zucker die Süchtigen jedoch die meiste Zeit über in ein Energietief und verursacht eine Berg- und Talfahrt zwischen zu viel und zu wenig Energie!
- Nicht-Süchtige, die sich gesund ernähren, verfügen über wesentlich mehr Energie als Zucker-Junkies!

9.5 Weitere Trugbilder

Auch die übrigen Trugbilder entstehen durch eine fehlgeleitete Assoziation des Gehirns. In verschiedenen Situationen werden die Entzugserscheinungen durch den Konsum von Süßem teilweise beseitigt und die Süchtigen leiten daraus irrigerweise und kaum bewusst eine nicht vorhandene Funktion der Süßigkeiten und/oder Softdrinks ab. Deswegen kann je nach individueller Konditionierung der Irrglaube entstehen, dass Süßes die Konzentration verbessern könnte, ein geeigneter Trostspender wäre und/oder dazu in der Lage wäre bestimmte Situationen entspannter zu gestalten. Vielleicht trifft die ein oder andere Illusion ja auch auf dich zu? Sehen wir uns das einmal näher an.

Konzentration und Süßes

Wenn wir versuchen uns zu konzentrieren, neigen wir ganz intuitiv dazu Störungen jeglicher Art, wie zum Beispiel Lärm oder andere Ablenkungen, zu beseitigen. Als ich vor vielen Jahren noch Angestellter bei einem Verlagshaus war, störte sich einer meiner Arbeitskollegen selbst an dem kaum hörbaren Geräusch des CPU-Kühlers seines Computers – und zwar dermaßen, dass er sich auf eigene Kosten einen superleisen Lüfter angeschafft und eigenhändig montiert hatte. Zuckersüchtige sind wegen ihres Entzugs jedoch dauernd angespannt und unruhig. Das ist offensichtlich aber ganz und gar keine gute Voraussetzung, um sich voll auf einen Sachverhalt konzentrieren zu können. Obwohl den Süchtigen die eigentliche Ursache ihrer Anspannung nicht bewusst wird, wissen sie doch intuitiv, wie sie diese Störung abstellen können. Ein Griff in die Süßigkeiten-Box oder einen Schluck Limo und schon geht es ihnen ein wenig besser und sie können sich tatsächlich auch etwas besser konzentrieren. Die Armen erreichen jedoch niemals das Niveau von Nicht-Süchtigen und sie benötigen auch ständig Nachschub.

Je öfter Abhängige diese Situation erlebt haben, umso mehr verfestigt sich die falsche Annahme, dass Süßigkeiten und/oder Softdrinks ihre Konzentration verbessern könnten. Viele Süchtige naschen deswegen im Bedarfsfall ganz automatisch – quasi im Autopiloten-Modus.

In Wahrheit fördern Süßigkeiten und Softdrinks die Konzentration jedoch mitnichten! Ganz im Gegenteil: Zuckersüchtige können sich wegen ihrer dauernden Entzugserscheinungen nie vollkommen konzentrieren!

Entspannung und Süßes

Wenn wir in unserer Freizeit etwas unternehmen – wie zum Beispiel einen Besuch ins Kino – dann möchten wir uns natürlich gerne ganz entspannen. Aber wie soll das mit einer permanenten inneren Anspannung funktionieren? Süßigkeiten und Softdrinks können die entzugsbedingte innere Anspannung zwar kurzweilig reduzieren und auch in dieser Disziplin den Irrglauben nähren, dass sich derartige Aktivitäten mit Schokolade, Schokoriegeln, Popcorn, Eis, Fruchtgummis und einem Softdrink einfach entspannter gestalten lassen. Man muss nur einmal ins Kino gehen und sich die langen Schlangen vor der Süßigkeiten-Theke ansehen, um zu erkennen, wie verbreitet dieses typische Suchtverhalten tatsächlich ist. Natürlich ist aber auch die „Süßes-entspannt-Illusion“ ein bloßes Hirngespinst der Zuckersüchtigen!

Bitte mach dir ganz klar: Süßigkeiten und Softdrinks entspannen dich in Wahrheit nicht! Sie sind im Gegenteil sogar die Hauptursache für die innere Unruhe der armen Süchtigen, die wegen ihrer

Entzugserscheinungen dauernd angespannt, unruhig und gereizt sind.

Wie sollen Süßigkeiten denn auch einerseits die Konzentration fördern und andererseits entspannend wirken? Das sind doch zwei völlig entgegengesetzte Effekte!

Trost und Süßes

Können uns Süßigkeiten wirklich trösten? In Hollywood-Filmen verschlingen Menschen mit Liebeskummer doch nicht von ungefähr einen ganzen Kübel voller Eis, um Trost zu finden, oder? Dass uns Eis trösten kann ist natürlich völliger Unsinn! Es gilt auch hier wieder das gleiche Prinzip. Natürlich fühlen sich Süchtige nach einem Eis etwas besser, weil sich ihr Zuckertief ein wenig aufhellt. Aber lässt sich ihr Liebeskummer von dem Eis beeindrucken? Natürlich nicht! Die meisten erlernen die „Trost-Illusion" bereits in der Kindheit. Wenn ihnen einmal etwas Schlimmes passiert, erhalten sie von ihren Eltern zur kleinen Aufmunterung umgehend ein süßes Trostpflaster.

Bitte mach dir bewusst: Süßes kann dich niemals trösten! Süchtige konsumieren, wenn sie traurig und wenn sie glücklich sind – sie benötigen ihre Droge einfach immer! Mit steigendem Zuckerkonsum verschlechtert sich sogar die Grundstimmung. Auch hier tritt also wieder genau der gegenteilige Effekt vom dem ein, was sich die Süchtigen eigentlich versprechen.

Die Pseudo-Belohnung

Zuckersüchtige „gönnen" sich Süßigkeiten auch gerne einmal als kleine Belohnung. Das hat auch einen guten Grund. Bei einem Erfolgserlebnis plagt sie noch dieses kleine Teufelchen und die damit verbundene Unzufriedenheit. Insofern bedeutet die Belohnung für Süchtige im Grunde genommen nur, dass sie sich mit ihrer kleinen Ration Süßes über ihren Erfolg freuen dürfen, ohne übermäßig an ihren Entzugserscheinungen zu leiden. Sie dürfen also ihren Erfolg einen Moment annährend so genießen, wie es Nicht-Süchtige ohne irgendein Hilfsmittelchen ihr ganzes Leben lang tun können. Ist das nicht wunderbar? Diese Frage muss ich dir wohl nicht beantworten.

Kernaussagen:

- Süßigkeiten und Softdrinks fördern das Konzentrationsvermögen nicht, sondern sie ruinieren es!
- Raffinierter Zucker ist kein Quell innerer Entspannung – ganz im Gegenteil!
- Süßes kann niemals echten Trost spenden!
- Süßigkeiten als Belohnung bedeutet für Süchtige freudige Momente mit etwas weniger Entzugserscheinungen genießen zu dürfen!

10. Die Geschmackstäuschung

Bei gesellschaftlichen Anlässen, an denen gewöhnlich Süßes serviert wird, spielen sich aufgrund meiner Enthaltsamkeit immer mal wieder recht unterhaltsame Szenen ab. Die Reaktionen bieten ein breites Spektrum, angefangen von einem kritischen Unglauben bis hin zur völligen Fassungslosigkeit. Häufig höre ich Sprüche wie diesen: „Was – du isst wirklich überhaupt keine Süßigkeiten, noch nicht einmal Kuchen? Wie kannst du das nur aushalten?". Das Statement wird zur Untermalung i.d.R. noch von einem mitleidsvollen Blick begleitet. Für gewöhnlich verdeutliche ich dann, dass sich mir nicht die Frage stellt, wie ich das aushalten kann, sondern vielmehr, wie ich den Süßkram früher überhaupt nur essen konnte. Und sobald die Anwesenden spüren, dass ich ohne die vermeintlichen Köstlichkeiten vollkommen glücklich und zufrieden bin, steigert sich der Unglaube nur noch weiter – es ist immer wieder amüsant. In diesem Zusammenhang ist es sehr interessant, dass ich von den Beteiligten oft nach einigen Tagen oder Wochen auf die ein oder andere Art und Weise konsultiert werde – es dauert aber so gut wie immer eine gewisse Zeit.

Offen gestanden ist das Thema Geschmack auch regelmäßig der anspruchsvollste Teil meiner Seminare. So gut wie alle Menschen glauben nämlich irrtümlich, dass Zucker einfach wahnsinnig gut schmeckt. Die meisten Süchtigen in einem fortgeschrittenen Stadium unterliegen darüber hinaus dem festen Irrglauben, dass der vermeintlich großartige Geschmack die wesentliche Triebfeder ihres maßlosen Verlangens wäre. Ich werde in diesem Kapitel beide Trugschlüsse aufdecken und zudem aufzeigen, dass du mit Süßigkeiten überhaupt keine geschmackliche Bereicherung erfahren kannst!

Ich gehe fest davon aus, dass dir diese Aussagen zum jetzigen Zeitpunkt ziemlich absurd erscheinen. Wäre ich an deiner Stelle, würde es mir sicher auch sehr schwer fallen, den Thesen Glauben zu schenken. Deswegen möchte ich dich darum bitten, insbesondere bei diesem Teil des Buches aufgeschlossen zu bleiben.

10.1 Die Gesichter der Täuschung

Viele Menschen trinken ihren Kaffee oder Tee bekanntlich mit Zucker. Ein Teil davon steigt jedoch nach einigen Jahren aufgrund von gesundheitlichen Überlegungen um, und genießt das Getränk fortan nur noch gänzlich ohne Zuckerzusatz. Vielleicht hast du diese Erfahrung auch schon gemacht? In diesem Zusammenhang ist es überaus interessant, wie sich die Geschmackswahrnehmung im Zeitverlauf verändert. Vor dem Umsteigen schmeckt den Betroffenen Kaffee oder Tee nur mit Zucker. Die meisten empfinden den Geschmack ohne den Zuckerzusatz sogar als abscheulich. Halten sie dennoch ein paar Wochen lange konsequent durch, passiert etwas Faszinierendes: Kaffee und Tee ohne Zuckerzusatz fängt an zu schmecken und das gleiche Getränk mit Zuckerzusatz schmeckt auf einmal scheußlich!

Die Geschmackswahrnehmung der Betroffenen verkehrt sich also auf eine wundersame Art und Weise ins genaue Gegenteil!

Mit Limonade und saurem Sprudel verhält es sich ganz genauso. Ich erinnere mich in diesem Zusammenhang noch sehr gut an ein Erlebnis in meiner Jugend. Damals gab es bei uns zuhause generell nur süßen Sprudel mit Orangen- oder Zitronengeschmack. Ich wäre niemals auf die Idee gekommen den für mich damals fürchterlich schmeckenden sauren Sprudel zu trinken. Eines Tages trank ein sehr guter Schulfreund beim Fußballspielen jedoch Mineralwasser. Ich fragte ihn völlig entsetzt, wie er so etwas Abscheuliches nur trinken könne. Er entgegnete mir, dass er selbst früher genau das Gleiche gedacht hätte. Sein Bruder – der damals für Olympia trainierte – hatte ihm einige Monate zuvor jedoch erläutert, dass man nur einige Wochen Mineralwasser trinken müsse, und dieses danach ganz vorzüglich schmecke. Ihm würde süßer Sprudel nun noch nicht einmal mehr schmecken. Ich konnte diesen Aussagen wirklich nicht glauben, so absurd erschien mir das alles. Weil ich jedoch eine sehr hohe Meinung von Stefan hatte, probierte ich es aus und es war tatsächlich so. Seit dieser Zeit trinke ich ausschließlich Mineralwasser. Heute frage ich mich, wieso ich dieser Täuschung nur eine so lange Zeit auf den Leim gehen konnte.

Vielleicht möchtest du es selbst auch einmal ausprobieren? Bitte achte, egal, ob du es mit Kaffee, Tee oder Limonade ausprobieren möchtest, unbedingt darauf, dass du einige Wochen zu hundert Prozent konsequent bleibst, ansonsten funktioniert es nicht.

Was denkst du: Tritt dieser geschmacksverändernde Effekt nur bei Limonade, Kaffee und Tee auf? Natürlich nicht – alle Lebensmittel mit einem hohen Zuckerzusatz sind davon betroffen!

Nachdem ich mir diese Sachverhalte verdeutlicht hatte, habe ich mir folgende Frage gestellt: Wie kann ein und dasselbe Getränk zunächst sehr lecker und nach einer Phase der Abstinenz ganz fürchterlich schmecken? Da kann doch etwas nicht stimmen! Es interessierte mich wirklich brennend, was da genau passierte und vielleicht geht es dir gerade ähnlich? Nach einigen Recherchen konnte ich glücklicherweise Licht ins Dunkel bringen.

Dem Phänomen der veränderten Geschmackswahrnehmung liegt eine Täuschung zugrunde, welche sowohl durch raffinierten Zucker als auch durch andere Drogen erzeugt werden kann.

Sehen wir uns das einmal näher an. Die meisten von uns können sich sehr gut an den bitteren Geschmack ihres ersten Bieres erinnern – oder an den scheußlichen Geschmack der ersten Zigarette. Der Geschmack von Zigaretten ist glücklicherweise so widerlich, dass er viele vom weiteren Konsum abschreckt. Wenn man jedoch eine gewisse Zeit hartnäckig weiterraucht, bessert sich auch der ekelhafte Geschmack, der von den Glimmstängeln erzeugt wird. Eingefleischte Raucher sind jedoch felsenfest davon überzeugt, dass sie ihre Zigaretten wegen des guten Geschmacks rauchen. Beim Kaffee ist es übrigens ganz genauso: Wie hat dir dein erster Kaffee geschmeckt? Sehr wahrscheinlich genauso widerlich wie allen anderen auch!

Es ist mir zwei Jahre lang erfolgreich gelungen, meinen jüngsten Sohn von allen Süßigkeiten fernzuhalten. Eines Tages waren wir wieder einmal zu Besuch bei seiner Oma und irgendwie muss er wohl an ein Stück Schokolade gelangt sein. Ich erinnere mich heute noch so gut, als wenn es gestern gewesen wäre, was für ein angewidertes Gesicht Maximilian nach dem ersten Bissen gemacht hat. Er spuckte die Schokolade postwendend wieder aus und wollte an diesem Tag auch kein weiteres Stück mehr haben. Heute isst er Schokolade und auch einige andere Süßigkeiten genauso gerne wie andere Kinder. Natürlich gefällt es mir ganz und gar nicht, wenn meine Kinder Süßigkeiten verspeisen. Aufgrund sozialer Faktoren ist der Konsum in einem möglichst geringen Umfang jedoch das kleinere Übel. Bei jeder passenden Gelegenheit vermittle ich meinen Kindern jedoch einige Informationen rund um das Thema und arbeite damit Stück für Stück an ihrer eigenen Einsicht. Ich bin in dieser Hinsicht auch sehr zuversichtlich, dass sie sich schon bald von selbst gegen den Konsum von Süßem entscheiden werden.

Fakt ist: Süßwaren und Softdrinks schmecken uns von Natur aus überhaupt nicht! Es ist jedoch offensichtlich, dass unser Gehirn in der Lage ist, den eigentlich schlechten Geschmack von Suchtstoffen nach einer bestimmten Anzahl an Konsumeinheiten in einen angenehmen Geschmack zu verwandeln.

Die Veränderung der geschmacklichen Wahrnehmung verläuft dabei graduell mit dem Fortschritt der eigenen Sucht. Am besten lässt sich das anhand des Beispiels Fondant verdeutlichen. Fondant enthält zu 89% raffinierten Zucker. Häufig werden daraus schöne bunte Figuren – wie zum Beispiel Einhörner oder Prinzessinnen – gefertigt, welche die Kuchen von Kindergeburtstagen verzieren. Meiner Erfahrung nach entsteht unter den kleinen Gästen nicht selten ein regelrechter Wettstreit um die tollen Figuren. Meistens nimmt das Geburtstagskind schließlich einen kleinen Bissen und spuckt diesen sofort wieder aus! Bei Kindergeburtstagen bleibt Fondant aufgrund des fürchterlich süßen Geschmacks meistens fast vollständig übrig. Es stellt sich jedoch die Frage, warum das so ist, wenn Zucker doch angeblich so gut schmeckt? Ganz einfach: Es dauert sehr lang, bis unser Gehirn den schlechten Geschmack von hochdosiertem raffiniertem Zucker ausblenden kann. Dem ein oder anderen gelingt dieser Kraftakt jedoch nach einiger Anstrengung sogar mit puren Zuckerwürfeln.

Ein weiteres Beispiel: Sehr vielen Menschen schmeckt Sachertorte aufgrund des hohen Zuckeranteils viel zu süß, obwohl sie Kuchen und Torten grundsätzlich gerne mögen. In meinen Seminaren höre ich an dieser Stelle öfter einen Kommentar wie diesen: „Na gut – aber nicht übermäßig gesüßter Kuchen schmeckt doch ganz prima?“. Es ist zwar korrekt, dass vielen Menschen mäßig gesüßter Kuchen sehr gut schmeckt, aber nur deswegen, weil sie einer genauso mäßigen Geschmacksillusion unterliegen. Es gibt auch Menschen, denen Sachertorte sehr gut schmeckt, auch wenn jemand, der noch nicht so weit gesunken ist, diese Tatsache nur schwer nachvollziehen kann. Und ganz genauso verhält es sich auch bei mäßig gesüßten Kuchen und Torten. Mit einem ungetrübten Geschmackssinn schmecken sie einfach viel zu süß!

Das „Verlernen" des schlechten Geschmacks geht übrigens auch bei stark gesüßten Lebensmitteln recht schnell von statten, wenn man diese trotz des viel zu süßen Geschmacks einige Male konsumiert. Dieser Umstand wird durch das folgende Beispiel deutlich: Meine Frau und ich reisen für gewöhnlich einmal im Jahr für einige Tage nach Paris. Auf dem Höhepunkt meiner Zuckerkarriere hatten mir französische Macarons sehr gut geschmeckt. Diese Vorliebe teilen jedoch beileibe nicht alle – die bunten Teilchen sind mit 55% raffiniertem Zucker ja wahrhafte Zuckerbomben. Während unseres Kurztrips verspeiste ich also täglich einige Macarons. Meine Frau hatte in ihrem Leben nie viel Süßes konsumiert und probierte die verschiedenen Geschmacksrichtungen deswegen trotz meiner spürbaren Begeisterung eher widerwillig. Aufgrund der vielen Sorten hat sie jedoch einige Tage lang die ein oder andere Geschmacksrichtung zumindest ein wenig gekostet. Am vierten Tag machte sie mir dann den unerwarteten Vorschlag, dass wir zum Kaffee ja noch Macarons kaufen könnten, weil die mit Pistaziengeschmack doch ziemlich lecker wären.

Ein sehr faszinierender Aspekt der Geschmackstäuschung ist auch der, dass sie nicht nur generalisiert auftritt!

Auf der einen Seite wird das Geschmacksempfinden zwar allgemein in Richtung Süßes verzerrt. Den Süchtigen schmeckt es mit der Zeit deswegen süßer einfach besser. Das führt dazu, dass vielen Zuckersüchtigen in einem fortgeschrittenen Stadium Obst überhaupt nicht mehr schmeckt. Mir selbst ging es ganz genauso und bedauerlicherweise ist das heutzutage auch schon bei vielen Kindern und Jugendlichen der Fall. Es ist wohl auch die Quadratur des Kreises, wenn man Kindern immer wieder Süßigkeiten anbietet und dann erwartet, dass ihnen Obst und Gemüse schmeckt!

Andererseits tritt der volle Effekt der Geschmackstäuschung erstaunlicherweise aber nur bei den Süßigkeiten oder Softdrinks auf, die wir regelmäßig konsumieren. Wie es scheint, müssen wir uns den schlechten Geschmack stark gesüßter Lebensmittel also im Einzelfall „abtrainieren". Der Aspekt lässt sich am besten mit einem weiteren Beispiel verdeutlichen: Eine meiner ersten Seminarteilnehmerinnen war hochgradig zuckersüchtig und liebte insbesondere alle Variationen von Kuchen. Sie erzählte mir, dass es zu Besuch bei ihrer Mutter zum Kuchen immer gesüßte Schlagsahne gäbe, die sie entgegen der Vorliebe ihrer Mutter und trotz ihrer generellen Vorliebe für Süßigkeiten widerlich fände – sie könne einfach nur Sahne ohne Zuckerzusatz essen. Mir ging es bei meinem Kaffeekonsum ganz ähnlich. Seitdem ich mir den Zucker im Kaffee während meines Studiums abtrainiert hatte, hat mir Kaffee mit Zucker einfach nicht mehr geschmeckt. Und dass, obwohl ich ein regelrechter Fruchtgummi-Junkie war und mir der Kaffee vor meinem Studium nur mit Zucker geschmeckt hatte. Hätte man mir versehentlich auch nur einen Löffel Zucker in den Kaffee gegeben, dann hätte ich ihn wahrscheinlich sofort wieder ausgespuckt. Ein weiteres Beispiel: Meine frühere Vorliebe für Fruchtgummis ist ja bereits bekannt. Lakritz hatte mir hingegen nie geschmeckt. Eine Zeitlang hatte ich versucht meinen Konsum dadurch einzuschränken, dass ich einfach keine Fruchtgummis mehr gekauft hatte. Frei nach dem Motto: Was du nicht zuhause hast, das kannst du auch nicht essen. Das Problem war nur, dass da noch einige Packungen Fruchtgummi-Lakritze-Mix herumlagen, die niemandem aus meiner Familie geschmeckt hatten. Aufgrund meines abendlichen Verlangens hatte ich entgegen meiner geplanten Enthaltsamkeit „zur Not" den Fruchtgummi-Lakritze-Mix vertilgt. Was dann passiert ist, hatte mich schon damals in Staunen versetzt. Ich hatte mir ein paar Tage darauf tatsächlich im Supermarkt genau diesen Fruchtgummi-Lakritze-Mix gekauft. Ist das nicht verrückt?

Beim Tabakkonsum verhält es sich ganz ähnlich. Den meisten Pfeifenrauchern schmecken keine Zigaretten und umgekehrt. Sie müssten sich also die andere Disziplin des Tabakkonsums „geschmacklich" erst genauso mühevoll antrainieren, wie schon zu Beginn ihrer Sucht.

Natürliche Lebensmittel schmecken hingegen auf Anhieb. Man muss sich nicht erst mühevoll an den Geschmack gewöhnen!

Ich hatte schon erwähnt, dass mir Erdbeeren gut schmecken. Im Frühling freue ich mich regelmäßig auf die neue Saison und die ersten Erdbeeren schmecken mir immer auf Anhieb ganz ausgezeichnet. Ich muss mich nicht erst ein paar Tage oder gar Wochen an den Geschmack gewöhnen, um sie genießen zu können.

Wenn du noch skeptisch bist, kannst du ein simples Experiment durchführen. Wähle hierzu eine Süßigkeit aus, die dir überhaupt nicht schmeckt und verzehre diese täglich. Spätestens nach 14 Tagen wird sich deine geschmackliche Wahrnehmung sehr positiv verändern und die Illusion ist perfekt!

Die Wahrheit ist: Die Süße von raffiniertem Zucker schmeckt uns von Natur aus überhaupt nicht! Der raffinierte Zucker trickst den Geschmacksinn der Süchtigen lediglich sehr geschickt aus!

Übrigens nehmen wir den süßen Geschmack von raffiniertem Zucker weniger wahr, wenn die Lebensmittel eisgekühlt sind. Zum Beispiel erfreuen sich Speiseeis und eisgekühlte Cola bekanntlich einer großen Beliebtheit. Hast du jedoch beides einmal in einem lauwarmen Zustand gekostet? Die verbleibende warme Brühe schmeckt einfach nur widerlich!

Deswegen eigenen sich eisgekühlte Zuckerprodukte ideal als Einstiegsdroge – die Opfer nehmen den abscheulich süßen Geschmack aufgrund der kühlen Temperatur kaum wahr.

Auch die Alkoholindustrie hat sich um die Jahrtausendwende bereits sehr erfolgreich mit der „Tarnung“ des schalen Geschmacks von Alkohol auseinandergesetzt. Weil Jugendlichen Bier und Wein i.d.R. nicht schmecken, wurde der Alkohol gesüßten Kaltgetränken beigemischt. Ist das nicht ein genialer Trick? Man benutzte den bereits in der Kindheit konditionierten süßen Geschmack der Softdrinks, um das Opfer in seiner Jugend zu einer weiteren Illusion hinzuführen. Der Zucker-Alkohol-Mix hatte darüber hinaus noch den Vorteil, dass in den Getränken gleich zwei suchterzeugende Stoffe enthalten waren. Letztlich hatte der Gesetzgeber jedoch in einem lichten Moment mit einer Besteuerung der Alkopops gegengesteuert, um unsere Jugend besser vor dem Einstieg in alkoholhaltige Getränke zu schützen. Ich frage mich offen gestanden aber, warum in aller Welt nur keine derartigen Schutzmaßnahmen bei rein zuckerhaltigen Getränken ergriffen werden?

Weil uns die übermäßige Süße in Süßigkeiten und Softdrinks von Natur aus nicht schmeckt, werden von der Lebensmittelindustrie generell Aromastoffe oder andere Geschmacksträger wie Fruchtkonzentrate, Nüsse oder Kakao beigemischt, um uns den Geschmack natürlicher Lebensmittel vorzugaukeln. In diesem Zusammenhang drängt sich jedoch die Frage auf: Ist es nicht viel naheliegender und genussvoller das Original zu genießen? Na klar!

Die Geschmackstäuschung stellt sich sehr schnell ein und etabliert sich lange bevor sich die übrigen Trugbilder im Denken der Süchtigen manifestieren können. Insbesondere bei Kindern und Jugendlichen ist i.d.R. ausschließlich die Geschmackstäuschung präsent.

Kernaussagen:

- Raffinierter Zucker täuscht unsere Geschmackswahrnehmung!
- Das Suchtgehirn verwandelt unsere natürlich unangenehme Geschmackswahrnehmung nach einer gewissen Zeit in eine angenehme!
- Am Anfang der Suchtkarriere schmeckt es den Süchtigen nur mäßig süß und mit der Zeit tolerieren und wünschen sie immer mehr!
- Um den Geschmack natürlicher Lebensmittel vorzutäuschen, werden den Süßwaren Aromastoffe und andere Geschmacksträger beigemischt! Das Original schmeckt jedoch immer besser!

10.2 Was schmeckt wirklich?

Dem Menschen schmeckt von Natur aus eine geringfügig ausgeprägte Süße in Verbindung mit den natürlichen Aromastoffen der verschiedenen Frucht- und Gemüsesorten. Der Zuckergehalt ist für unser Geschmacksempfinden in diesem Zusammenhang übrigens überhaupt nicht entscheidend – zum Beispiel ist dieser in einigen wohlschmeckenden Beerensorten, wie etwa in Himbeeren und Erdbeeren, erstaunlich niedrig.

Wenn wir immer wieder Süßigkeiten konsumieren, drehen wir sukzessive an einer sinnbildlichen Stellschraube der Geschmackswahrnehmung. Wir heben nach und nach den Grad der wohlschmeckenden Süße von dem natürlichen auf ein immer höheres künstliches Niveau. Im Extremfall schmecken uns dann sogar pure Zuckerwürfel. Diese Manipulation stellt jedoch keinen Gewinn dar. Es ist nämlich tatsächlich so, dass die Süchtigen ihr Geschmackserleben mitnichten bereichern – anstelle von Obst schmecken ihnen fortan eben Süßigkeiten besonders gut. Der Genuss von Obst ist glücklicherweise sogar viel intensiver, sobald man seinen natürlichen Geschmackssinn wieder zurückgewonnen hat.

Die übermäßige Süße schmeckt den Süchtigen in ihrer Sucht zwar gut, dafür schmecken ihnen natürliche und gesunde Lebensmittel aber weniger gut bis überhaupt nicht mehr. Deswegen ist raffinierter Zucker in Wahrheit ein regelrechter Geschmackskiller. Dieser Umstand ist ein sehr wichtiger Punkt, den ich gar nicht oft genug betonen kann!

Als ich noch in der Zuckerfalle gefangen war, hatte ich so gut wie nie Obst gegessen, obwohl wir als gesundheitsbewusste Familie immer verschiedene Obstsorten zuhause hatten. Mir schmeckten allenfalls Erdbeeren, über die ich nach dem Aufschneiden ziemlich viel Zucker gegeben hatte. Nach einer halben Stunde im Kühlschrank hatte sich der Zucker verflüssigt und die Erdbeeren wurden für mich mit dem zusätzlichen Zucker zum scheinbaren Genuss.

Wenn Zuckersüchtige in Form eines Selbstverbotes auf ihre Süßigkeiten oder Softdrinks verzichten, dann glauben sie, dass sie auf den vermeintlich so wunderbaren Geschmack von Schokolade, Kuchen, etc. verzichten müssten. Ich dachte früher genau das Gleiche! Umso größer war meine Überraschung, als ich nach einigen Wochen bemerkt habe, dass mir natürliche Lebensmittel auf einmal sehr viel besser schmeckten. Mein Geschmackssinn wurde derart fein, dass man tatsächlich von einer Offenbarung sprechen kann. Obst wurde zum absoluten Hochgenuss und heute kann ich mir nichts Köstlicheres mehr vorstellen. Im Sommer lege ich sehr gerne verschiedene Obstsorten in den Kühlschrank und genieße sie eisgekühlt – kein Speiseeis der Welt kann diese vielfältigen Geschmackserlebnisse auch nur annähernd erreichen! Die Freude über diese Bereicherung meiner Lebensqualität hält sogar noch bis heute an, und bestärkt mich tagtäglich in meiner Entscheidung.

Die meisten können es sich nur sehr schwer vorstellen, wie herrlich eine Paprika oder ein Apfel schmecken kann, sobald sich die Geschmacksnerven vom raffinierten Zucker erholt haben. Mir hatte auf einmal sogar Blumenkohl süß geschmeckt! Man kann sich diese neuen, fantastischen Genüsse wirklich nicht vorstellen – es ist einfach wunderbar! Ich freue mich immer wieder sehr, wenn ich von meinen Seminarteilnehmer*innen das Feedback erhalte, wie sehr sie sich über die geschmackliche Bereicherung in ihrem Leben freuen.

Nach einiger Zeit ohne Süßes wirst du dankend darauf verzichten. Einer der Hauptvorzüge ohne den ganzen Süßkram ist der Genuss eines viel intensiveren und wesentlich vielfältigeren Geschmackserlebens! Und zwar ohne dabei ständig ein schlechtes Gewissen haben zu müssen!

Meine Geschmacksnerven hatten sich schon nach drei Wochen so weit regeneriert, dass mir Obst und Gemüse viel besser geschmeckt haben. Und auch nach diesen drei Wochen hat sich mein Geschmackserleben immer weiter verbessert. Nach ungefähr einem Jahr hatte ich schließlich meinen vollen Geschmackssinn zurückgewonnen und Süßigkeiten und Softdrinks schmecken mir seitdem überhaupt nicht mehr.

Weil Süßes in der Zuckersucht gut schmeckt, höre ich an dieser Stelle meiner Seminare bisweilen das Argument, dass man die Geschmackstäuschung doch nach dem Motto „Hauptsache es schmeckt mir“ einfach auch aufrecht erhalten könnte. Aber würde das Sinn machen? Ein ganz klares Nein! Was haben die armen Süchtigen denn davon, wenn sie ihr Geschmacksempfinden auf Süßigkeiten und Softdrinks umprogrammieren? Bringt ihnen diese Umpolung in Wahrheit ein Plus? Nein – überhaupt nicht!

Und selbst wenn den Süchtigen Süßigkeiten so gut schmecken würden, wie den Nicht-Süchtigen Obst und Gemüse schmeckt: Kann es wünschenswert sein, dass ihnen Lebensmittel schmecken, die sie krank machen, vielleicht sogar zu einem frühzeitigeren Tod führen und ihnen andauernd ein schlechtes Gewissen bereiten? Ganz gewiss nicht! In Wahrheit schmeckt Obst sogar viel besser als die künstliche Süße, die mit irgendwelchen Aromastoffen kombiniert wird!

Stell dir bitte einmal vor du hast einen wunderbaren Blumengarten vor deinem Haus. Du gehst in einem Fachhandel und entdeckst eine sehr schöne Blume, die dir auf Anhieb gefällt. Als der Verkäufer dir ein Exemplar aus seinem Lager holt, sieht dieses jedoch grässlich aus. Der Verkäufer und auch das Werbeprospekt versichern dir jedoch, dass die Pflanze schon einige Tage nach der Pflanzung aufblühen und so schön sein wird, wie das Exemplar im Verkaufsladen. Du kaufst die Pflanze und freust dich darauf, dass sie deinen Garten schon bald bereichern wird. Und genau das wird nach einigen Wochen auch geschehen. Schon bald wird sich jedoch herausstellen, dass alle anderen Blumen langsam verwelken, weil deine neue Errungenschaft ein Gift über ihre Wurzeln absondert, welches den anderen Pflanzen schadet. Das Gute an der Geschichte ist jedoch, dass du die schädliche Pflanze einfach wieder entfernen kannst, und sich deine übrigen Blumen schon in ein paar Wochen erholen. Würdest du deine neue Pflanze weiter gedeihen lassen? Insbesondere dann, wenn sie noch nicht einmal die schönste Blume in deinem Garten gewesen wäre? Natürlich würde jeder klardenkende Mensch den Übeltäter umgehend beseitigen und sich auf die baldige Erholung seiner wunderschönen Pflanzen freuen. Du hast es sicherlich sofort bemerkt: Diese Logik gilt im übertragenen Sinn auch für deinen Süßigkeiten-Konsum und dein Geschmackserleben.

Kernaussagen:

- Raffinierter Zucker ist ein Geschmackskiller!
- Je mehr Süßes Süchtige konsumiert haben, desto weniger schmecken ihnen natürliche Lebensmittel und umso intensiver fällt die geschmackliche Bereicherung aus, die sie nach ihrer Befreiung aus der Zuckersucht erfahren!

10.3 Geschmack und Sucht

Wie im vorangegangenen Kapitel dargelegt, schmecken Zuckersüchtigen aufgrund ihrer Geschmacks-Illusion Süßigkeiten und Softdrinks sehr gut. Aber ist der vermeintlich gute Geschmack tatsächlich auch der Beweggrund, aus dem Zuckersüchtige Süßes einfach immer konsumieren müssen? Sehen wir uns diesen Aspekt im Folgenden einmal näher an.

Einer meiner Seminarteilnehmer hatte jeden Abend beim Fernsehen Schokolade verzehrt. Obwohl er sich in der Regel einen größeren Vorrat vorhielt, kam es ab und an vor, dass ihm am Abend seine Schokolade ausging. Nach einigem Kramen hatte er in dieser Situation sogar Backschokolade gegessen, obwohl ihm diese verständlicherweise überhaupt nicht geschmeckt hatte. Der Geschmack war an diesen Abenden also sicherlich nicht der Beweggrund für seinen Konsum! Ein weiteres Beispiel: Eine gute Freundin, die gerne Pralinen isst, hat mir einmal erzählt, dass sie in besonders stressigen Situationen gleich zwei Pralinen auf einmal verschlingt. Dieser Umstand hatte sie selbst ziemlich verunsichert. Es ist wohl offensichtlich, dass es hierbei im Kern ebenfalls nicht um den guten Geschmack geht, sondern vielmehr der kleine Suchtteufel das Zepter fest in der Hand hält.

Wenn unsere Kinder an einem Kindergeburtstag wieder einmal zu viele Süßigkeiten genascht haben, erlebe ich anschließend leider regelmäßig ein sehr ausgeprägtes Quengeln. Wer selbst Kinder hat, kennt das wahrscheinlich sehr gut. Es hört sich dann in etwa so an: „Papa – darf ich bitte noch einen Lolli haben. Bitte … nur noch einen Einzigen!" Unseren Kindern schmecken auch Mangos und Melonen sehr gut – sie lieben es, wenn ich ihnen einige gekühlte Stücke aufschneide. Nach diesem Hochgenuss gab es jedoch noch nie ein Quengeln! Und dass, obwohl ihnen das Obst ganz ausgezeichnet schmeckt! Mir schmecken zum Beispiel auch Äpfel sehr gut. Deswegen muss ich sie aber entgegen meinem früheren Konsumverhalten nicht jeden Abend essen. Ich werde auch nicht nervös, wenn ich mal keine Äpfel im Haus habe. Und auch selbst dann nicht, wenn überhaupt kein Obst verfügbar ist!

Wenn Zuckersüchtige ihr Verlangen nicht befriedigen können, spielt der Geschmack keine Rolle mehr! Ich selbst hatte „in meiner Not“ wie bereits dargelegt sogar Lakritze gegessen.

Der Geschmack ist also nicht der Grund für das drängende und unbändige Verlangen der Zuckersüchtigen. Der einzige Grund für das nicht kontrollierbare und selbstschädigende Verhalten ist die Sucht selbst!

An dieser Stelle möchte ich auch klarstellen, dass das Dessert nicht die geschmackliche Krönung eines guten Essens ist. Wenn ich zum Beispiel ein mehrgängiges Menü verspeist habe, fühle ich mich satt und rundum zufrieden. Den zu bedauernden Süchtigen fehlt zur Entspannung jedoch noch etwas. Sie verspüren nämlich noch einen anderen Hunger. Es ist der Suchthunger nach diesem einen Stoff – nach raffiniertem Zucker! Sie können sich erst entspannen, wenn sie ihr quengelndes Teufelchen befriedigt haben, das ihnen nach dem Essen dauernd ins Ohr flüstert: „Ich möchte noch etwas Süßes!“. Süchtige bilden sich ein, dass ihr intensiver Wunsch nach einem Dessert dem großartigen Geschmack entspringt. Das ist jedoch ein Trugschluss und selbst der „großartige“ Geschmack ist wie im vorigen Kapitel dargelegt eine Illusion.

Kernaussagen:

- Süchtige bilden sich ein, dass ihr Verlangen nach Süßem dem vermeintlich guten Geschmack entspringt!
- Der Wunsch nach Süßem besteht jedoch völlig unabhängig von dem Geschmackserleben!
- Die Sucht selbst ist der einzige Grund für das drängende Verlangen der Zuckersüchtigen!

11. Affirmationen und Werbung

Die in den vorangegangenen Kapiteln dargelegten Trugbilder einschließlich der Geschmackstäuschung verfestigen sich mit den Jahren zunehmend im Denken der Süchtigen. Der Verfestigungsprozess führt schließlich zu der Meta-Illusion, dass Süßigkeiten für ein angenehmes Leben einfach unerlässlich sind.

Hinzu kommt, dass die Trugbilder im Alltag der Süchtigen eine permanente Bestätigung finden. Und zwar durch

- subtile Werbebotschaften der omnipräsenten Süßwaren- und Lebensmittelindustrie!
- gleichgerichtete Bekundungen all der anderen Süchtigen!

Die Süßwarenindustrie greift die in der Gesellschaft weit verbreiteten Trugbilder sehr geschickt auf und verstärkt diese mittels massiver Anzeigenkampagnen in der Breite. Übergeordnet kann man von einer massiven Gehirnwäsche sprechen, die den Irrglauben nährt, Süßes wäre kostbar und genussvoll.

An manchen Abenden sehe ich mir spaßeshalber die Werbung im Free-TV an und nicht selten ist jeder zweite Spot von der Süßwarenindustrie. Die von Profis der Werbepsychologie kreierten Spots richten sich oft auch an Kinder und Jugendliche. Ein Beispiel: Wenn die besten Fußballer des Landes zur Fußballweltmeisterschaft eine Nuss-Nougat-Creme zum Frühstück essen und dabei freudig und voller Energie erscheinen, dann weckt das in den jungen Leuten natürlich den Wunsch zur Nachahmung.

Die Werbung für Süßes hat neben den übrigen klassischen Kanälen auch längst Einzug in Social-Media-Formate und die Welt der Influencer erhalten. Laut Statista betrugen die Werbeausgaben für

Süßwaren in der Bundesrepublik Deutschland im Jahr 2017 knapp 868 Millionen Euro. Was denkst du: Würden die Hersteller von Süßwaren so viel Geld in die Hand nehmen, wenn ihre Werbung keine nachhaltige Wirkung entfalten würde? Nein, das würden sie natürlich nicht! Die Werbung muss angesichts dieser immensen Ausgaben einen außerordentlich absatzfördernden Effekt entfalten. Zur Werbeerfolgskontrolle stehen den Herstellern übrigens sehr effiziente Messinstrumente, wie zum Beispiel klassische Werbepanels und ausgeklügelte Tracking-Systeme für die Online-Werbung zur Verfügung. Insofern ist Henry Fords Erkenntnis aus dem frühen 20. Jahrhunderts heute nicht mehr zutreffend. Der Erfinder der Fließbandproduktion sagte einst: „Ich weiß, die Hälfte meiner Werbung ist hinausgeworfenes Geld. Ich weiß nur nicht, welche Hälfte."

Die permanente Bombardierung mit Werbespots zeigt sogar bei denjenigen ihre Wirkung, die selbst noch nicht so tief in die Zuckerfalle geraten sind. Irgendwann schenken wir dieser fortwährenden Gehirnwäsche einfach Glauben. Ich selbst betrachte mich in diesem Zusammenhang als eine durchaus rationale, willensstarke und selbstbestimmte Person, die sich nicht so leicht hinters Licht führen lässt. Und dennoch muss ich mir im Nachhinein eingestehen, dass mich der permanente Werbebeschuss doch sehr stark beeinflusst hatte. Ich habe mich nach meiner Befreiung aus der Zuckersucht oft gefragt, wie mir das nur passieren konnte. Im Grunde genommen ist die Antwort auf diese Frage einfach: Menschen neigen dazu zu glauben, was sie hören, ohne diese Aussagen selbst zu überprüfen. Und je öfter wir etwas hören, umso eher halten wir es für wahr … das ist ganz einfache Alltagspsychologie!

Die meisten unserer Familienmitglieder, Freunde, Kollegen und letztlich auch nahezu die gesamte Gesellschaft beten die vielen vermeintlichen Vorteile des Süßen andauernd herunter und beeinflussen uns damit ebenfalls. Am einfachsten lässt sich die menschliche Anfälligkeit für derartige Manipulationen an den sogenannten ‚Volksweisheiten' verdeutlichen. Es besteht eine an Sicherheit grenzende Wahrscheinlichkeit, dass du die ein oder andere der folgenden Aussagen schon einmal gehört hast:

- Spinat enthält viel Eisen.
- Schnaps regt die Verdauung an.
- Kaffee dehydriert den Körper.
- Essen am Abend macht dick.
- Der Mensch benötigt zwei Liter Wasser am Tag.
- Kirschen und Wasser verursachen Bauchschmerzen.

Mir persönlich sind all diese heute noch aktuellen „Lebensweisheiten" schon in der frühen Kindheit (also bereits vor 40 Jahren) begegnet. Wie war es bei dir?

Die Aussagen haben alle gemeinsam, dass sie jeglichem Anspruch auf Wahrheit entbehren – eine kurze Auflösung:

- Spinat enthält lange nicht so viel Eisen, wie der Mythos postuliert. Zum Beispiel wären Hülsenfrüchte für dieses Statement wesentlich besser geeignet!
- Alkohol fördert die Verdauung nicht, er hemmt sie!
- Kaffee wirkt nicht dehydrierend, sondern lediglich harntreibend. Das übliche Glas Wasser zum Espresso verstärkt den Harndrang also eher noch!
- Essen am Abend macht nicht dicker als am Morgen. Es kommt unabhängig von der Tageszeit lediglich auf die Menge der konsumierten Kalorien an!

- Es gibt keinen medizinischen Beweis dafür, dass der Mensch täglich zwei Liter Wasser benötigt – der Wasserbedarf bestimmt sich nach den individuellen Umständen (Klima, Körpergewicht, etc.)!
- Dass Kirschen mit Wasser genossen Bauchschmerzen verursachen, ist kompletter Unsinn. Man vermutet, dass der Trugschluss daher rührt, dass früher im Wasser oft Bakterien enthalten waren, die Bauchschmerzen verursachen konnten. Diese Tatsache hatte aber auch schon im Mittelalter nichts mit Kirschen zu tun!

Und selbst im Internetzeitalter verbreiten sich diese Irrtümer immer noch hartnäckig, und dass, obwohl man die Inhalte mit einer einfachen Online-Suche verifizieren könnte. Wir halten derartige „Volksweisheiten" jedoch deswegen ungeprüft für wahr, weil wir sie von Kindheit an immer wieder gehört haben.

Aber zurück zum Thema: Über kurz oder lang übernehmen wir die Trugschlüsse der Masse ganz einfach deswegen, weil so gut wie alle anderen Menschen Süßes konsumieren, es dem Anschein nach genießen und den gleichen Unsinn erzählen!

In diesem Zusammenhang solltest du jedoch einen sehr wichtigen Punkt hinterfragen: Was haben so gut wie alle Beteiligten gemeinsam? Ganz einfach: Sie sind selbst süchtig nach raffiniertem Zucker (auch wenn sie das selbst noch nicht realisiert haben) und wurden von Kindheit an der gleichen Gehirnwäsche unterzogen wie du! Sie sehen ihre Süßigkeiten deswegen durch die rosarote Brille der Abhängigkeit! Würdest du jedoch anhand der Auskünfte einiger Heroinabhängiger in Erwägung ziehen selbst Heroin zu nehmen? Wohl kaum!

Kernaussagen:

- Die Trugbilder der vermeintlichen Vorteile von Süßigkeiten und Softdrinks werden permanent von anderen Süchtigen und der Werbung vermittelt!
- Beide Informationsquellen sind jedoch ganz offensichtlich äußerst fragwürdig!

12. Ängste und Ausreden

Die ganze Problematik der Zuckersucht besteht grundsätzlich aus einem Dilemma zwischen zwei Ängsten. Auf der einen Seite leiden Süchtige unter einer ausgeprägten Angst auf ihre heißgeliebte Droge verzichten zu müssen.

Jeder Abhängige ist hierbei individuell konditioniert. Deswegen sind die zugrundeliegenden Verlustgedanken auch unterschiedlich stark ausgeprägt und in vielen Fällen werden sie den Betroffenen auch nur zum Teil bewusst. Es handelt sich jedoch immer um einen Mix aus folgenden Verlustängsten:

Wenn ich mich beim Verzehr von Süßem einschränke oder vollständig verzichte …
… muss ich auf geschmackliche Genüsse verzichten!
… fühle ich mich gereizt und angespannt!
… komme ich nicht mehr so gut mit Stress zurecht!
… kann ich soziale Anlässe nicht mehr genießen!
… bin ich kraftlos und müde!
… kann ich mich nicht mehr so gut konzentrieren!
… steht mir kein Trostpflaster mehr zur Verfügung!
… fehlt mir meine kleine Belohnung!

Mal ehrlich: Wenn diese Thesen wirklich wahr wären – wie fürchterlich müsste ein Leben ohne Süßes sein? Zum Glück sind sie das jedoch allesamt nicht!

Der Mensch ist aus seinem Wesen heraus auf Genuss „programmiert“ und natürlich fällt es uns schwer auf etwas Gutes zu verzichten. Warum sollten wir das auch? Im Falle von raffiniertem Zucker ist es glücklicherweise aber so, dass es keinen echten Genuss gibt – noch nicht einmal den Geringsten!

Aufgrund der obigen Ängste sind Zuckersüchtige in einem fortgeschrittenen Stadium felsenfest davon überzeugt, dass sie ihre Süßigkeiten und/oder Softdrinks unbedingt für ein genussvolles und angenehmes Leben benötigen.

So absurd es auch klingen mag: Chronisch Süchtige konsumieren sogar dann weiter, wenn sie um Leib und Leben fürchten müssen.

Dem Vater eines guten Bekannten wurde vor einigen Jahren aufgrund seiner Diabetes-Erkrankung bedauerlicherweise der Zeh amputiert. Und obwohl er häufig Probleme hatte, seinen Blutzuckerspiegel nach dem Verzehr von Süßem richtig einzustellen, trank er weiterhin Tag für Tag Softdrinks. Leider musste ihm letztes Jahr dann der ganze Fuß abgenommen werden. Rational betrachtet wäre es vollkommen klar, in einer solchen Situation alles zu unternehmen, um seine Gesundheit zu erhalten, und das Weglassen der Softdrinks wäre in diesem Zusammenhang sicherlich auch nur ein kleines Opfer. Süchtige denken aufgrund der bereits beschriebenen Ängste jedoch grundsätzlich nicht rational! Auch der Vater meines Bekannten hätte in jungen Jahren sicherlich selbst nicht glauben können, dass er später einmal auf eine derart irrationale und selbstschädigende Art und Weise handelt! Und natürlich hat er sich selbst auch nie dazu entschieden Süßes auch dann konsumieren zu müssen, wenn er damit seine Gesundheit akut gefährdet! Und trotzdem hat ihn der Zucker in einem schleichenden Prozess kaum merklich genau in diese Position gebracht!

Andererseits haben Süchtige aber auch permanent Angst vor einer ernsthaften Erkrankung, die sie durch ihren maßlosen Konsum selbst verursachen könnten.

Aufgrund der beiden Ängste leiden die Zuckersüchtigen an einem permanenten inneren Konflikt:

- Ein Teil in ihnen fürchtet sich vor einer ernsten Erkrankung und möchte deswegen am liebsten keine Süßigkeiten und Softdrinks mehr konsumieren!
- Ein anderer Teil in ihnen leidet unter einer ausgeprägten Angst vor einem Leben voller Entbehrung und Verzicht und giert deswegen geradezu nach Süßem!

Beide Ängste entstehen durch den Konsum der Droge Zucker – Nichtsüchtige kennen diese Ängste nicht. Das „ich möchte – darf aber nicht-Dilemma“ kann die Psyche der Süchtigen dauerhaft nur sehr schwer ertragen. Weil die Angst vor einem faden und langweiligen Leben ohne Süßes die meiste Zeit stärker ausgeprägt ist, konsumiert das Opfer die Droge weiter.

Natürlich wissen Süchtige nur allzu gut, dass sie etwas Idiotisches tun und ihrer Gesundheit tagtäglich großen Schaden zufügen. Damit sie sich in diesem Zusammenhang selbst nicht ganz so dumm vorkommen, entwickeln sie unbewusst diverse Schutz-Strategien und Instrumente, um ihre berechtigte Besorgnis ein wenig abzumildern.

Eine der Strategien besteht in dem einfachen Ausblenden von unerwünschten Informationen. Das menschliche Gehirn ist dazu in der Lage, Informationen selektiv aufzunehmen. Bei der selektiven Wahrnehmung handelt es sich um das psychologische Phänomen, dass nur bestimmte Aspekte der Umwelt aufgenommen und andere wiederum ausgeblendet werden. Dieser Mechanismus ist notwendig, um die Fülle von Informationen, die auf uns einprasseln, verarbeiten zu können. Die Informationsflut in unserer modernen Mediengesellschaft wäre in diesem Zusammenhang ansonsten wohl auch kaum zu bewältigen. Vielleicht hast du dieses Phänomen auch schon einmal erlebt? Beispielsweise sehen Menschen, die sich ein Cabrio anschaffen möchten, auf einmal überall Cabriolets, die ihnen noch kurz zuvor kaum aufgefallen sind. Und wenn die Daten und Fakten unserer subjektiven Wahrheit oder in unserem Fall eher den eigenen „Wunsch-Vorstellungen" widersprechen, werden sie von unserem Gehirn kurzerhand ganz automatisch geleugnet, ausgeblendet oder ignoriert! Ist das nicht praktisch, wenn man von allen negativen Informationen zum Thema Zucker einfach verschont bleibt?

Eine weitere weit verbreitete Strategie zum Selbstschutz besteht in der Rechtfertigung mittels Aussagen wie dieser:

- Man muss das Leben doch genießen!
- Das Leben ist viel zu kurz, ich könnte morgen bei einem Unfall sterben!
- Ich habe einfach viel zu viel Stress!
- Ich rauche und trinke nicht, ein Laster darf man doch haben!
- Süßes ist in Maßen genossen in Ordnung!
- Das Gehirn braucht Zucker!
- Schokolade hat viele wichtige Vitamine!
- Kinder bewegen sich viel und dürfen Süßes essen bzw. es sind ja nur Milchzähne!

Außerdem neigen Süchtige sehr stark zur Bagatellisierung! Beispielsweise in Form von derartigen Statements:

- Heutzutage ist doch alles irgendwie ungesund!
- Das mit der Schokolade ist einfach nur so eine Gewohnheit!
- Das Stückchen Kuchen macht doch nichts!

Wer offen darüber nachdenkt erkennt sofort, dass es sich bei den obigen Aussagen lediglich um Ausreden handelt, die in den meisten Fällen auch nicht der Realität entsprechen und/oder unlogisch sind.

Es ist natürlich richtig, dass sich das Leben durch einen Unfall verkürzen könnte. Aber wer würde sich deswegen absichtlich vor ein Auto werfen? Sicherlich niemand!

Und auch wenn man ansonsten kein Laster wie etwa Alkohol oder Tabak hat. Würde man sich einen Schnupfen wünschen, wenn man schon keine Bronchitis hat? Sicherlich auch das nicht!

Das Gehirn benötigt wie bereits dargelegt keinen raffinierten Zucker und Schokolade ist auch keine überragende Vitaminquelle! Aber enthält Schokolade nicht auch viele herzschützende Antioxidantien? Das stimmt: Kakaopulver enthält einige Flavonoide, die eine positive Wirkung auf das Herz- Kreislaufsystem haben. Durch sie werden die Gefäße elastischer und der Blutdruck sinkt. Wenn es tatsächlich um diesen Effekt ginge, könnte man jedoch auch einen ungesüßten Kakao anrühren – das Pulver ist im Handel erhältlich.

Laut Statista betrug der Anteil der Jugendlichen mit Übergewicht 2016 in Deutschland 26,6% (Mädchen) bzw. 30,8% (Jungen). Insofern trifft das Alibi für Kinder, die sich ja viel bewegen und damit die vielen Kalorien der Süßigkeiten verbrennen würden, wohl sehr häufig nicht zu. In den USA liegt der Anteil bereits bei 40,1% (Mädchen) bzw. 45,7% (Jungen).

Und noch ein Fakt: Der Zahnwechsel von Milchzähnen hin zu bleibenden Zähnen bei Kindern findet zwischen dem 6. und 12. Lebensjahr statt. Ich habe jedoch noch kein Elternteil gesehen, das im 6. Lebensjahr, wenn das Verlangen des Kindes bereits einen Suchtcharakter angenommen hat, gesagt hätte: „Jetzt hast du schon einen bleibenden Zahn – deswegen darfst du nichts Süßes mehr haben!"

Auch die Gewohnheit ist ein häufig verwendetes Argument. Viele Süchtige sind davon überzeugt, dass es sich bei ihrem selbstschädigenden und irrationalen Verhalten lediglich um eine Gewohnheit handelt, und man sich Gewohnheiten leider nur sehr schwer wieder abgewöhnen könnte. Leider muss ich die Süchtigen aber auch hier enttäuschen. Gewohnheiten kann man nämlich recht einfach umstellen. Eine Sucht ist jedoch auch dann etwas grundlegend anderes, wenn die Süchtigen regelmäßig konsumieren. Vielleicht hat die Sucht insofern einen gewissen Aspekt einer Gewohnheit. Das Problem der Sucht ist aber, dass man diese „Gewohnheit" gar nicht umstellen möchte.

Ein Beispiel: Wenn man das erste Mal ein Automatik-Auto fährt, ist die Bremse plötzlich das linke Pedal. Die Bremse ist also da angeordnet, wo bei einem Fahrzeug mit Handschaltung das Kupplungspedal zu finden ist. Diese Tatsache verursacht bei vielen „Umsteigern" die ein oder andere Vollbremsung bei den ersten Fahrversuchen, weil man aufgrund der Gewohnheit unbewusst versucht zu kuppeln. Mir ging es auch so und vielleicht hast du das auch schon erlebt? Was denkst du: Kann man die Gewohnheit mit dem linken Fuß die Kupplung zu bedienen ablegen oder muss man wegen der Gewohnheit mit einem Automatikauto immer wieder eine Vollbremsung hinlegen? Natürlich muss man das nicht!

Ein weiteres Beispiel: Ich fahre seit vier Jahren einen ganz bestimmten Weg zur Arbeit, den ich beim Einzug in mein neues Büro einmal bei einem Internet-Kartendienst ermittelt habe. Aufgrund einer weiter entfernt gelegenen Großbaustelle staut sich der Verkehr jedoch seit einigen Wochen täglich und ich verliere deswegen 15 Minuten pro Fahrstrecke. Muss ich nun an meiner alten Fahrgewohnheit festhalten? Natürlich nicht! Nicht einmal der größte Idiot würde die alte und aktuell unsinnige Route fahren, um täglich eine halbe Stunde Zeit im Stau zu verlieren. Ich bin zwar das ein oder andere Mal aus Gewohnheit fast falsch abgebogen – das war jedoch sehr einfach zu korrigieren und seit einigen Wochen fahre ich ganz automatisch die neue Route.

In Wahrheit möchten Süchtige ihr Verhalten aufgrund ihrer Sucht nicht ändern. Mit einer Gewohnheit hat das überhaupt nichts zu tun! Die Problematik besteht in ihrer Sucht!

Ab und an höre ich in meinen Seminaren auch die Fehleinschätzung, dass die Teilnehmer einfach besonders anfällig für Süßes wären. Es ist einerseits verständlich so zu denken, denn natürlich können sich Süchtige gleich ein ganzes Stück besser fühlen, wenn sie überhaupt nichts für ihr Elend können. Insofern mutiert die Fehleinschätzung häufig auch zu einer gern geglaubten Ausrede. Für die These einer für Süchte anfälligen genetischen Disposition gibt es jedoch keinen einzigen Beleg. Im Gegenteil: Zucker macht alle Menschen gleichermaßen abhängig. Ganz genauso wie Heroin jeden abhängig macht, der es eine gewisse Zeitlang konsumiert. Es ist das Wesen einer jeden Droge sein Opfer abhängig zu machen!

Vielleicht fragst du dich jetzt, warum dann einige Menschen Süßes über viele Jahr hinweg in gewissen Maßen konsumieren können und andere wiederum sehr schnell abrutschen? Wie bereits dargelegt dauert es in vielen Fällen Jahrzehnte, bis Zuckersüchtige überhaupt bemerken, gefangen zu sein. Einige bemerken sogar nie, dass sie auf ein geniales Täuschungsmanöver hereingefallen sind. Andere wiederum leiden schon in ihrer Jugend sehr massiv unter ihrem exzessiven Konsum. Es gibt zahlreiche Einflussfaktoren, die die Geschwindigkeit des Suchtfortschritts beeinflussen.

Wichtige Einflussfaktoren sind:

- die Erziehung
- das familiäre Umfeld
- der Freundeskreis
- die Hobbys
- Schule und Bildung

Langfristig betrachtet rutschen jedoch alle Menschen, die Süßes konsumieren, immer tiefer in den Zuckerschacht und selbst wenn sie ihren Konsum in einem fortgeschrittenen Stadium noch kontrollieren können, so leiden sie die meiste Zeit über unter ausgeprägten Verzichtsgefühlen.

Zuckersüchtige neigen auch sehr stark dazu andere Menschen zum Konsum von Süßem zu drängen, weil sie sich in Anwesenheit von Süchtigen wohler fühlen bzw. die kollektiv gerechtfertigte eigene „Dummheit" ganz offensichtlich leichter zu ertragen ist. Ich beschreibe diesen Sachverhalt gegen Ende dieses Buches im Kapitel „Umgang mit anderen" noch näher.

Kernaussagen:

- Süchtige leiden unter einem permanenten inneren Konflikt!
- Einerseits fürchten sie sich vor einer Erkrankung und möchten deswegen den Konsum von Süßem reduzieren! Andererseits fürchten sie ein Leben voller Entbehrung und Verzicht und wünschen sich deswegen Süßes!
- Weil den Süchtigen ihre eigene Idiotie sehr wohl bewusstwird, hüllen sie sich in Ausreden, Rechtfertigungen und bagatellisieren ihr Verhalten!

13. Kontrollversuche und Willenskraft

Nicht selten beruhigen Zuckersüchtige ihr latent schlechtes Gewissen auch mit dem Vorhaben, sich schon bald zu bessern. Sie sagen sich zum Beispiel: „Nach Weihnachten, dem Urlaub, dem aktuellen Projekt, etc. werde ich weniger Süßes konsumieren – es schadet einfach meiner Gesundheit zu sehr!“ Vielleicht hast du dir das auch schon einmal vorgenommen? Die allermeisten sind im Moment der Beschlussfassung auch tatsächlich motiviert, ihr Vorhaben zum anvisierten Zeitpunkt in die Tat umzusetzen. Aber was passiert, wenn es soweit ist? Die meisten verschieben die Sache einfach noch einmal unter neuen Vorwänden! Häufig sogar schon einige Tage vorher – so groß ist die Angst der armen Süchtigen vor dem Verzicht auf ihre Droge.

Das Aufschieben eines Kontrollversuchs ist ein unbewusster Trick: Die Süchtigen erzeugen damit die Illusion, dass ihr gesundheitsschädigendes Verhalten nicht mehr lange anhält, wodurch ihr Gewissen weniger rebelliert!

Im Grunde genommen belügen sich Süchtige auf diese Art und Weise jedoch immer wieder selbst. Mir selbst ist es jahrelang ganz genau so ergangen. Ich habe mir immer mal wieder einen weiteren Aufschub „lizensiert“. Auch viele meiner Freunde und Bekannten wissen sehr wohl, dass sie mit ihren Süßigkeiten ein gewisses Problem haben und sie sind auch durchaus motiviert etwas dagegen zu unternehmen. Aber dennoch schieben einige die Anmeldung zu meinem Seminar unter Verwendung diverser Ausreden und Entschuldigungen immer wieder für einige Monate auf. Der eine möchte noch den Sommer mit seinem geliebten italienischen Eis „genießen“, der andere noch die Weihnachtsplätzchen „mitnehmen“, wieder andere haben derzeit einfach zu viel Stress. Es ist auch häufig so, dass sich die Ausreden in ähnlicher Form wiederholen. Irgendwann wird jedoch auch den Betroffenen klar, dass sie sich im Grunde genommen nur etwas vormachen.

Die Strategie des Verdrängens und Verschiebens gelangt jedoch in kritischen Momenten an ihre Grenzen. In dieser Situation werden Süchtige wachgerüttelt und der schwelende innere Konflikt wird reaktiviert!

Manchmal wird den Süchtigen zweifelsfrei klar, dass sie jetzt etwas ändern müssen. Das kann zum Beispiel der Fall sein, wenn ihr Arzt gesundheitliche Probleme diagnostiziert, ihnen das Ausmaß ihres Übergewichts bewusst wird, sie einen TV-Beitrag zu Diabetes sehen oder von einem ernsthaften Krankheitsfall in der Familie erfahren. In diesem Moment befinden sich die Zuckersüchtigen in einer echten Krisensituation, die es ihnen nicht mehr erlaubt ihre Ängste einfach zu verdrängen. Bei mir persönlich flammte in solchen Momenten immer wieder die Angst vor Diabetes auf, und das war bei ein bis zwei Packungen Fruchtgummis am Abend auch durchaus berechtigt.

In einer solchen Krise möchten Süchtige ihren Konsum verständlicherweise kontrollieren und sagen sich in der Regel, dass sie Süßes ab sofort nur noch in Maßen konsumieren!

Aber löst sich ihr unbändiges Verlangen nach Süßem aufgrund ihres guten Willens in Luft auf? Die Frage muss ich dir nicht beantworten: Natürlich tut es das nicht! Ganz im Gegenteil: Erscheint uns Verbotenes nicht grundsätzlich sogar noch interessanter? Diese Frage möchte ich mit einem Beispiel beantworten: Mein kleiner Sohn möchte wie die meisten Kinder in seinem Alter grundsätzlich ausgerechnet mit dem Spielzeug spielen, das er gerade nicht haben kann, weil beispielsweise seine Schwester gerade damit spielt. Sein

Wunsch ist in einer solchen Situation oft so stark ausgeprägt, dass es zu Heulanfällen und Zankereien kommt. Das Erstaunliche daran ist, dass genau dieses Spielzeug vor dem Aufbegehren wochenlang in einer Ecke herumlag, ohne dass es ihn auch nur im Geringsten interessiert hätte. Die Psychologie bezeichnet diesen starken „Reiz des Verbotenen" auch als Reaktanz. Es handelt sich um den Drang, genau das zu erhalten, was man gerade nicht haben kann.

Durch die selbst auferlegte Einschränkung werten Süchtige ihre Süßigkeiten und Softdrinks also zusätzlich auf – sie erscheinen ihnen nun sogar noch kostbarer als jemals zuvor!

Dadurch verstärkt sich das ohnehin schon zügellose Verlangen nach Süßem gerade in dem Moment, in dem die Süchtigen weniger konsumieren möchten! Andererseits befinden sich die Süchtigen nun in einer tiefen Krise und ihre Angst vor den gesundheitlichen Folgen ist sehr stark präsent!

Zuckersüchtige müssen in dieser emotional sehr intensiven Situation enorm viel Willenskraft aufbringen, um ihrem Verlangen widerstehen zu können!

Das Gros entscheidet sich in der Krise dazu weniger Süßes zu konsumieren, weil sich Zuckersüchtige schlichtweg überhaupt nicht vorstellen können, ganz auf ihren vermeintlichen Genuss zu verzichten. Warum ist das so? Ganz einfach: Die Trugbilder der angeblichen Vorteile sind viel zu tief im Denken verwurzelt und lassen eine vollständige Abstinenz völlig absurd erscheinen. Natürlich ist es grundsätzlich gut für die Gesundheit weniger Süßes zu konsumieren. Aber dennoch bringt die Methode „nur noch in Maßen" zwei ganz gravierende Problem mit sich.

Erstes Problem der Methode „nur noch in Maßen“: Die Sucht verstärkt sich!

Am einfachsten lässt sich der Sachverhalt anhand eines Beispiels erläutern. Eine meiner Seminarteilnehmerinnen hatte sich in einem gescheiterten Versuch, weniger Nuss-Nougat-Schokolade zu naschen, ganz fest vorgenommen, nur noch abends streng rationiert drei Stückchen Schokolade zu verspeisen. In den kommenden Wochen fühlte sie sich den lieben langen Tag gereizt, angespannt und irgendwie ganz einfach ihres Vergnügens beraubt. Sie fieberte tagsüber eigentlich nur noch dem Abend entgegen und dachte ständig an Schokolade beziehungsweise stellte sich vor, wie sie sich diese abends genüsslich genehmigen würde. Die junge Dame zeichnete sich durch eine sehr starke Willenskraft aus und hielt die Entbehrungen einige Monate durch. Aufgrund ihrer strikten Enthaltsamkeit litt sie den ganzen Tag über an deutlich spürbaren Entzugserscheinungen – sie war gereizt und angespannt. Früher hatte sie sich schließlich über den Tag verteilt bis zu zwei Tafeln Schokolade „gegönnt“, ohne sich irgendwie einschränken zu müssen. Und wenn sie endlich am Abend ihrem Verlangen nachgeben durfte, erschien ihr der vermeintliche Genuss umso intensiver. Sie fühlte sich für einen Moment glücklich und entspannt. Das lag natürlich daran, dass ihre Entzugserscheinungen durch die vorherige Enthaltsamkeit sehr stark ausgeprägt waren und umso wohltuender erschien ihr die Befreiung von eben diesen. Sie musste ihrem wieder aufflammenden Verlangen jedoch bereits am Abend erneut mit Willenskraft entgegentreten.

Der illusorische Genuss beim Konsum der Droge Zucker ist umso größer, je stärker die Entzugserscheinungen sind. Deswegen erscheint den Süchtigen Süßes in einer Phase des reduzierten Konsums noch kostbarer. Die Illusion wird in der Folge also sogar noch verstärkt!

Zweites Problem der Methode „nur noch in Maßen“:
Die Süchtigen steigern ihr Leiden!

Es ist wohl ganz offensichtlich keine schöne Vorstellung, die meiste Zeit seines Lebens unter ausgeprägten Verzichtsgefühlen und Entzugssymptomen leiden zu müssen, nur um sich zum Beispiel am Abend für einige Minuten ein wenig besser zu fühlen. Wer möchte sein Genusserleben denn schon auf wenige Minuten des Tages konzentrieren? Natürlich will das niemand!

Durch das weitere Zuführen der Droge halten die Süchtigen das kleine Teufelchen zudem weiter am Leben und das Drama kann deswegen nie enden! Es ist entgegen der weit verbreiteten Vorstellung viel einfacher den nutzlosen Süßkram ganz wegzulassen, als weniger davon zu konsumieren. Ich werde dir in den nächsten Kapiteln zeigen, wie dir das ganz einfach und ganz ohne Verzichtsgefühle gelingen wird!

Die Methode „nur noch in Maßen“ ist von allen Optionen die Schlechteste, weil die Süchtigen von allen Aspekten nur das Schlechteste erhalten. Sie leiden die meiste Zeit unter Entzugserscheinungen und Verzichtsgefühlen – halten die Sucht jedoch durch den reduzierten Konsum weiter am Leben!

Ganz egal ob Süchtige komplett verzichten oder nur noch in Maßen konsumieren möchten, sie stehen nun vor einem gewaltigen Problem. Schließlich müssen sie ab sofort ständig oder die meiste Zeit auf all ihre illusorischen Genüsse verzichten!

Die Verzichtsgefühle sind recht unterschiedlich und hängen von der individuellen Konditionierung ab. Irgendwie scheint den Süchtigen jedoch immer etwas Wichtiges zu fehlen und sie spüren, dass sie die ein oder andere Lebenssituationen nicht mehr so genießen können wie früher. Einigen erscheinen Feierlichkeiten und soziale Zusammenkünfte nicht mehr so freudig und entspannt. Andere haben das Gefühl mit Stress nicht mehr so gut zurechtzukommen oder es fehlt ihnen die nötige Energie. Ein Seminarteilnehmer hat mir in diesem Zusammenhang einmal erzählt, dass er sich erst im Herbst zu meinem Seminar angemeldet hätte, weil er den Sommer ohne Eis einfach nicht genießen könne. Vier Stunden später (nach dem Seminar) war ihm jedoch vollkommen klar geworden, dass diese Annahme kompletter Unsinn war.

Diese beiden Verlustängste fühlen jedoch alle Süchtigen:

- Sie denken, dass sie fortan auf ganz wunderbare geschmackliche Genüsse verzichten müssten!
- Sie fühlen sich so, als würden sie sich selbst um ihr eigenes Vergnügen berauben!

Ich konnte vor allem abends fast nur noch an Süßigkeiten denken und hatte das Gefühl, einen guten Film ohne meine abendliche Ration einfach nicht genießen zu können. Was für ein Unsinn!

Welche Erfahrungen hast du gemacht?

Aufgrund der vermeintlichen Entbehrungen wünschen sich Zuckersüchtige auf Entzug eigentlich nur, dass sie wieder so naschen könnten, wie vor ihrer selbstauferlegten Qual und sie beneiden alle anderen, die ihren Konsum ganz augenscheinlich glücklich genießen. Ist es nicht furchtbar, wenn man andauernd und ohne ein absehbares Ende unter Verzichtsgefühlen leiden muss? Diese Frage muss ich dir nicht beantworten!

Deswegen bewerten fast alle Süchtige die Situation nach einiger Zeit der Qualen neu. Sie sagen sich: „Ohne Süßes kann ich das Leben einfach nicht mehr voll und ganz genießen! Entweder ich entscheide mich für ein genussvolles Leben und riskiere die ein oder andere Erkrankung oder für ein fades und langweiliges Leben voller Entbehrungen und Verzicht."

Wie werden sich Süchtige, die sich diese Frage stellen, wohl über kurz oder lang entscheiden? Es gibt so gut wie keinen Menschen auf diesem Planeten, der sich kein angenehmes und genussvolles Leben wünscht. Deswegen entscheiden sich die allermeisten bereits nach wenigen Tagen für ihren vermeintlichen Genuss. Sind Zuckersüchtige deswegen willensschwach? Nein – der Wille hat sich eben einfach nur geändert. Nach einer gewissen Zeit der Enthaltsamkeit ist der Wunsch nach einem angenehmen und genussvollen Leben bei den meisten einfach stärker ausgeprägt als die Angst vor irgendwelchen Krankheiten, die sie vielleicht irgendwann einmal einholen könnten. Aufgrund der vielen falschen Annahmen und Überzeugungen der Süchtigen ist die Entscheidung in diesem Sinn ja auch folgerichtig. Niemand möchte doch für den Rest seines Lebens auf etwas sehr Genussvolles verzichten! Möchtest du das etwa? Nein? Ich auch nicht! Und wenn es tatsächlich so wäre, dass ich ohne Süßes etwas Genussvolles entbehren müsste, dann würde ich heute noch tagtäglich Unmengen davon verschlingen. Gott sei Dank ist das aber nicht der Fall!

Sicherlich: Es gibt auch Süchtige, die ihren eingeschränkten Konsum lange Zeit durchhalten, obwohl sie die ganze Zeit über und womöglich für den Rest ihres Lebens unter mehr oder weniger ausgeprägten Verzichtsgefühlen leiden. Aber macht es glücklich, sich andauernd beherrschen und kontrollieren zu müssen? Wohl kaum!

Die allermeisten Süchtigen werden bei dem Versuch die Kontrolle auszuüben über kurz oder lang schwach! Vor dem Scheitern durchlaufen sie wie schon dargelegt einen gewissen Prozess des Zweifelns – ihre zunächst fest getroffene Entscheidung fängt an zu „wanken". Und wenn Süchtige ihre Entscheidung erst einmal anzweifeln, reicht oft schon eine Versuchung aus, um in das alte Konsummuster zurückzufallen. Ich selbst hatte in einer solchen Situation zur Rechtfertigung immer eine gute Ausrede parat, wie zum Beispiel: „Ein Stück Torte kann ich mir doch heute genehmigen – schließlich hat Tante Erna doch Geburtstag.". Natürlich ist es dann nicht bei dem einen Stück Torte geblieben, sondern ich hatte mein früheres Pensum schon nach wenigen Tagen wieder erreicht.

Es verhält sich auch so, dass die Ängste vor einer Erkrankung oder anderen gesundheitlichen Folgen langsam abbauen, wenn die Süchtigen eine gewisse Zeit lang „maßvoll" konsumiert haben. Insofern verliert die wesentliche Triebfeder langsam an Kraft und die Willenskraft schwindet dahin. Manch einer erreicht auch ein selbst gesetztes Gewichtsziel, um dann wieder zuzuschlagen. Wie sind deine Erfahrungen?

Ich hatte mir vor meinem erfolgreichen Exit einige Male fest vorgenommen überhaupt keine Süßigkeiten mehr zu konsumieren. Leider wurde ich immer wieder schwach. Rückblickend ist mir nun klar, dass meine Versuche aufgrund meiner irrationalen Überzeugungen von vornherein keine Aussicht auf Erfolg hatten. Was denkst du, was passierte, wenn ich nach einer längeren Phase der Abstinenz rückfällig wurde? Im ersten Moment verspürte ich eine große Erleichterung, weil ich dem wochenlang unterdrückten Wunsch zu naschen nun endlich nachgeben konnte. Erstaunlich war aber: Die Fruchtgummis hatten mir überhaupt nicht geschmeckt – sie waren einfach viel zu süß! Außerdem wurde das positive Gefühl der Erleichterung schon nach wenigen Sekunden von meinem schlechten Gewissen abgelöst. Hatte ich doch wochenlang durchgehalten und all die Anstrengung hatte sich just in diesem Moment in Luft aufgelöst. Ich stand also wieder am Ausgangspunkt meines Problems.

Genauso geht es den meisten Süchtigen, wenn sie nach einem vergeblichen Kontrollversuch wieder in ihr altes Konsummuster zurückfallen. Sie befinden sich wieder in der alten Dauerschleife des Zucker-Dilemmas:

- Wenn sie hemmungslos Süßes konsumieren, plagen sie ihre Gewissensbisse!
- Wenn sie kontrolliert-limitiert konsumieren, leiden sie unter Verzichtsgefühlen!

Ich hatte nach einem gescheiterten Anlauf immer das Gefühl auf eine ausweglose Art und Weise gefangen zu sein, und für unbestimmte Zeit weiter unter dem Problem leiden zu müssen.

Warum scheitern die meisten Kontrollversuche? Das Problem ist, dass die Süchtigen mit ihrer selbstauferlegten Einschränkung bzw. dem Verbot zwei gravierende Fehler begehen:

1. Denkfehler: Süchtige ziehen völlig falsche Prämissen heran und denken, dass ihnen der Konsum von Süßem verschiedene Vorteile bietet. Alle Vorteile, auf welche die Süchtigen gedenken verzichten zu müssen, sind wie bereits dargelegt aber rein illusorisch! In Wahrheit handelt es sich bei allen Aspekten sogar um gravierende Nachteile!

2. Denkfehler: Süchtige stellen Krankheiten und Probleme, die mit dem Konsum von Süßem verbunden sind, in den Mittelpunkt ihrer Überlegungen. Ihr ausgeprägtes Verlangen, dass zu ihrer Maßlosig-

keit führt, verschwindet jedoch nicht, nur weil sich die Süchtigen zuckerkonsumbedingte Krankheiten vergegenwärtigen, um sich mit diesem Schreckgespenst zur Abstinenz zu motivieren. Ganz im Gegenteil: Durch das Verbot wird Süßes sogar noch attraktiver. Süchtige lassen sich sowieso die meiste Zeit nicht von Krankheit und Elend abschrecken. Das wird an den Warnhinweisen und Bildern auf Zigarettenpackungen sehr deutlich. Wenn diese Warnungen eine geeignete Abschreckungswirkung zeigen würden, dann dürfte es in Deutschland wohl so gut wie keine Raucher geben. Viele Raucher rauchen aber sogar dann weiter, wenn sie bereits an COPD erkrankt sind. Es handelt sich dabei um eine sehr ernsthafte Erkrankung der Lunge, die das Leben der Betroffenen insbesondere bei weiterem Tabakkonsum deutlich verkürzen kann. Analog konsumieren Diabetiker häufig sogar trotz eines diagnostizierten Netzhautschadens weiter Süßigkeiten, oder sogar dann, wenn sie bereits eine Amputation erlitten haben … häufig sogar in Unmengen.

Willenskraftbasierte Kontrollversuche sind so gut wie immer zum Scheitern verurteilt. Sich mit einem Verbot einzuschränken, funktioniert so gut wie nie, solange man davon überzeugt ist, auf einen echten Genuss verzichten zu müssen!

Zuckersüchtige kämpfen insofern gegen Windmühlen und nur die wenigsten bringen mit der Methode „nur noch in Maßen" über einen längeren Zeitraum genügend Willenskraft auf. Und selbst wenn ihnen das gelingt, bleiben sie ein Leben lang rückfallgefährdet, wenn sie in Versuchung geführt werden.

Zum Glück ist es mit der richtigen Denkweise ganz einfach sich aus der Zuckerfalle zu befreien. Der Schlüssel hierzu liegt in der Analyse und Aufarbeitung der durchweg trügerischen Motive, aus denen heraus sich Süchtige Süßes so sehr wünschen! In den folgenden Kapiteln werde ich darlegen, wie dir dein Exit aus der Zuckerfalle ganz einfach und mit viel Freude gelingen wird.

<u>Kernaussagen:</u>

- Süchtige täuschen sich immer wieder selbst, indem sie planen ihren Konsum in nicht allzu langer Zeit zu zügeln.
- In einer kritischen Situation wird der schwelende innere Konflikt aktiviert – die Süchtigen möchten ihren Konsum nun reduzieren!
- Die Einschränkung im Rahmen der Methode „nur noch in Maßen“ erfordert enorme Willenskraft!
- Süßigkeiten und Softdrinks erscheinen den Süchtigen nun noch kostbarer und sie leiden verstärkt unter Entzugserscheinungen und Verzichtsgefühlen!
- In der Folge steigert sich das Verlangen nach Süßem just in dem Moment, indem die Süchtigen ihren Konsum eigentlich einschränken möchten!
- Die Süchtigen fühlen sich ihres Vergnügens beraubt und spüren, dass sie ihr Leben ohne Süßes nicht mehr voll und ganz genießen können!
- Die allermeisten Süchtigen werden deswegen über kurz oder lang schwach und fallen in ihr altes Konsummuster zurück!
- Der Hauptgrund des Scheiterns liegt in den vielen falschen Überzeugungen von nicht existenten Vorteilen und Genüssen, die vermeintlich mit dem Konsum von Süßem verbunden sind!

14. Die Kontrolle zurückgewinnen

In dem Moment, in dem ich alle tatsächlichen Zusammenhänge der Zuckerfalle durchschaut hatte, war mein Verlangen nach Süßem auf einen Schlag erloschen und ich empfand dabei auch keinerlei Verzichtsgefühle. Ich war von einem Tag auf den anderen von meinem permanenten schlechten Gewissen befreit. Es war fast wie ein Wunder und meine große Freude darüber hält noch bis heute an. Und nicht nur das: Ich fühle mich seither sehr viel positiver, vitaler und entspannter und kann das Leben insgesamt sehr viel intensiver genießen – es ist einfach fantastisch! Vielleicht fragst du dich jetzt, ob das auch bei dir so einfach funktionieren kann? Ja – das wird es! Alles, was du dafür tun musst, ist weiterhin aufgeschlossen zu bleiben. Alle Zuckersüchtigen, die den Inhalt dieses Buches verstanden haben, können sich mit Leichtigkeit aus der Zuckerfalle befreien – und zwar ganz genauso einfach, wie es mir vor nunmehr vier Jahren gelungen ist.

Bislang hat der raffinierte Zucker, der in deinen Lieblingssüßigkeiten und/oder Softdrinks enthalten ist, dich kontrolliert! Du kannst den Spieß jedoch schon bald umdrehen und die Kontrolle über den kleinen Teufel zurückgewinnen! In den folgenden Kapiteln gehen wir alle weiteren Schritte Stück für Stück durch und du erhältst wertvolle Informationen für verschiedene Eventualitäten. So viel vorab: Zunächst müssen alle Trugbilder, die rund um das Süße in deinem Denken verankert sind, vollständig beseitigt werden. Sobald das gelungen ist, kannst du dich mit Leichtigkeit von den Entzugserscheinungen befreien und die mannigfaltigen Vorzüge deines neuen Lebens vollumfänglich genießen. Du wirst begeistert sein!

14.1 Illusionen und Trugbilder beseitigen

Wie schon erläutert funktioniert die Methode „nur noch in Maßen" so gut wie nie, selbst dann nicht, wenn sich Süchtige mit außerordentlich großer Willenskraft abmühen. Mit den Erkenntnissen aus diesem Buch wirst du den richtigen Fokus setzen und damit erfolgreich sein. Du wirst dir schon bald sagen: „Zum Glück bin ich endlich von diesem Teufelszeug befreit. Wie konnte ich Süßigkeiten und Softdrinks nur jemals als einen Genuss betrachten."

Für deine Befreiung ist es jedoch essenziell, dass du dir selbst ab sofort nichts mehr vormachst und du dir vollkommen klar machst, dass dir Süßes überhaupt keine Vorteile bieten kann.

Wie im Kapitel „Die Geschmackstäuschung" ausführlich dargelegt, kannst du mit Süßigkeiten und Softdrinks überhaupt keine geschmackliche Bereicherung erfahren – das ist ein fataler Trugschluss. Entgegen dieser falschen Erwartung raubt raffinierter Zucker den Süchtigen sogar ihren Geschmackssinn. Deswegen schmeckt ihnen Obst und Gemüse schon bald nur noch mäßig bis überhaupt nicht mehr. Der illusorische Geschmack von Süßem kann diesen Verlust nicht einmal ansatzweise kompensieren.

Wie im Kapitel „Trugbilder" verdeutlicht, bietet dir der Konsum von Süßwaren und Süßgetränken auch darüber hinaus keinen einzigen Vorteil – noch nicht einmal den Winzigsten. Das hast du bislang nur geglaubt. Die Illusion von Vorteilen entsteht regelmäßig durch den Effekt der abgemilderten Entzugserscheinungen, der sich einstellt, wenn man Süßes konsumiert. In Wahrheit entpuppt sich jeder einzelne Pseudovorteil sogar als gravierender Nachteil!

Raffinierter Zucker …

- verleiht keine Energie, sondern raubt sie!
- hilft nicht bei Stress, sondern verursacht ihn!
- verschönert das Erleben sozialer Anlässe nicht, sondern ruiniert es!
- fördert die Konzentration nicht, sondern verschlechtert sie!
- entspannt nicht, sondern erzeugt Anspannung!

Zucker kann in Wahrheit nur das Eine: Er zieht dich immer weiter hinunter in den Abgrund der Sucht und macht dich unglücklich!

Der individuelle Mix an illusorischen Vorteilen hält die Süchtigen jedoch fest in der Zuckerfalle gefangen – in den meisten Fällen sogar lebenslang!

Durch die Entzugserscheinungen raubt der raffinierte Zucker den Süchtigen darüber hinaus grundsätzlich zunächst ihr Wohlbefinden und ihre Entspannungsfähigkeit, um ihnen dann als vermeintlicher Wohltäter wieder einen Teil davon zurückzugeben! Der „Genuss" besteht also darin, dass sich die Süchtigen für kurze Zeit wieder halbwegs so gut fühlen dürfen, wie es Nichtsüchtige die ganz Zeit tun! Bitte bedenke: Nicht-Süchtige leiden nie an Entzugserscheinungen – deswegen sind sie auch in jeder Lebenssituation bessergestellt! Wenn sich tatsächlich irgendein genussvoller Vorteil bieten würde, dann würde ich wohl heute noch Unmengen an Fruchtgummis und Schokoriegeln in mich hineinstopfen. Das ist aber Gott sei Dank nicht der Fall!

Bislang waren dir diese Zusammenhänge nicht vollständig bewusst. Und exakt deswegen bist du auf diese geniale Täuschung hereingefallen. Ein Stückweit könnte man auch sagen, dass man dich ganz bewusst reingelegt hat – man wollte dir aus kommerziellen Absichten heraus weismachen, dass du bei Stress und, um das Leben zu genießen, einfach Süßigkeiten benötigst!

Wir können uns die Sucht-Mechanismen jedoch vollständig bewusst machen und den Bluff damit auffliegen lassen. Und genau das ist dir nun gelungen! Die wunderbare Wahrheit lautet nämlich: Das Leben ohne Süßigkeiten ist viel genussvoller! In dem Moment, in dem ich das erkannt hatte, war mein Verlangen nach Süßem ein für alle Mal ausradiert und es war auch keine großartige Willenskraft mehr erforderlich, um meinem entzugsbedingten Drang zu widerstehen.

Auf Süßigkeiten und/oder Softdrinks zu „verzichten" ist übrigens auch der falsche Begriff. „Loswerden" ist eine wesentlich geeignetere Beschreibung!

Für Täuschungen gilt glücklicherweise im Allgemeinen: Hat man den Trick erst einmal durchschaut, dann lässt man sich kein zweites Mal hinters Licht führen. Kennt man zum Beispiel den doppelten Boden im Zauberhut, dann wundert man sich ganz bestimmt nicht mehr, woher das Kaninchen auf einmal kommt.

Nun, wo du die genialen Täuschungsmanöver der Zuckersucht vollständig durchschaut hast, ist das größte Problem der Sucht bereits überwunden! Wir werden uns im nächsten Kapitel dem kleineren Problem – den Entzugserscheinungen – widmen.

Vielen Teilnehmern wird der ganze falsche Zauber an dieser Stelle meiner Seminare bereits vollkommen klar. Vielleicht fällt es dir gerade auch wie Schuppen von den Augen? Ich möchte dich aber dennoch darum bitten, das Buch zu Ende zu lesen. Es wird dich in deinem Vorhaben weiter bestärken und dir noch viele wichtige Informationen liefern, die dir deinen Ausstieg aus der Sucht ganz wesentlich erleichtern werden.

Solltest du noch zweifeln bzw. denken, dass dir Süßes irgendeinen Vorteil bieten kann, dann empfehle ich dir dringend die bisherigen Kapitel noch einmal zu lesen.

Kernaussagen:

- Der Konsum von Süßigkeiten und Softdrinks bietet dir keinen einzigen Vorteil!
- Die angeblichen Vorteile bewirken in Wahrheit allesamt das exakte Gegenteil!
- In Wahrheit ist das Leben ohne Süßes in vielerlei Hinsicht weitaus genussvoller!
- Hat man alle Täuschungsmanöver der Sucht erst einmal vollständig durchschaut, dann ist das größte Problem der Zuckersucht bereits überwunden!

14.2 Impressionen der Freiheit

In Kürze wirst du dich auch von dem kleineren Problem der Sucht – nämlich von den Entzugserscheinungen – befreien können, und damit das Drama endgültig beenden. Vermutlich bist du schon sehr gespannt darauf, was dich dann erwarten wird? In dieser Hinsicht habe ich ausschließlich sehr gute Neuigkeiten für dich. Sobald du die Fesseln der Sucht gesprengt hast, wirst du dein Leben in vielerlei Hinsicht viel intensiver genießen können als zuvor! Chronisch Zuckersüchtige mit einem sehr ausgeprägten Konsumverhalten können sich auf den größten Zugewinn freuen, weil der Zucker sie schon sehr weit heruntergezogen hat. Aber selbst, wenn du bislang zum Beispiel nur am Wochenende etwas genascht hast und unter diesem Zwang gelitten hast, wirst du dich ohne Süßes schon bald viel besser fühlen.

Als ich meinen Süßigkeiten-Konsum von einem Tag auf den anderen auf null reduziert hatte, erlebte ich schon nach sechs Tagen einen nahezu unglaublichen Moment der Befreiung. Es war ein unbeschreiblich gutes Gefühl und ganz so, als wäre mir eine tonnenschwere Last von meinen Schultern gefallen. Ich spürte eine ungeahnte innere Ruhe und Zufriedenheit, war auf einmal voller Kraft und Energie und mein Körper und Geist wurden intensiv von Glücksgefühlen und positiven Gedanken durchströmt. Ich fühlte mich einfach tiefenentspannt und die mir zuvor nur allzu gut bekannten Stimmungsschwankungen waren wie verflogen. Meine Frau hatte mir nach einigen Monaten erzählt, dass ich wie ausgewechselt gewesen wäre und im Gegensatz zu früher, als ich tendenziell reizbarer gewesen wäre, nun die Ruhe in Person sei. Ich befürchte jedoch, dass sie sich bzgl. meiner früheren Reizbarkeit eher zurückhaltend ausgedrückt hatte und umso mehr freue ich mich über meinen neuen inneren Frieden und meine Ausgeglichenheit.

Bitte bedenke, dass du keine Droge benötigst, um glücklich zu sein. Dein Körper verfügt über eine Vielzahl natürlicher Mechanismen zur Ausschüttung von Glückshormonen wie Dopamin oder Serotonin. Solange sich dein Hormonhaushalt im natürlichen Gleichgewicht befindet, kannst du die vielen schönen Momente des Lebens optimal genießen. Wenn du allerdings durch den Konsum von raffiniertem Zucker in diesen natürlichen Mechanismus eingreifst, stellt sich durch verschiedene Anpassungsmechanismen deines Körpers sehr schnell ein neues „schiefes" Gleichgewicht ein, wodurch du jedoch keineswegs glücklicher werden kannst. Ganz im Gegenteil: Süchtige sind nur noch auf den künstlichen Zuckerkick fixiert und die eigentlich schönen Dinge des Lebens verblassen und werden vergleichsweise uninteressant. Ohne Süßes erscheint ihnen ihr Leben weitgehend fade und langweilig. Zuckersüchtige bestehlen sich aufgrund dieser Mechanismen im Grunde genommen selbst um einen erheblichen Teil ihrer Lebensqualität. Glücklicherweise ist unser Körper bei einem Stopp der weiteren Zufuhr von raffiniertem Zucker dazu in der Lage, das natürliche Wohlfühlgleichgewicht binnen weniger Wochen wieder vollständig herzustellen.

Seitdem ich frei bin, bereiten mir ganz alltägliche Dinge, wie zum Beispiel ein Spaziergang, ein Gespräch mit Freunden, ein gutes Buch, sportliche Aktivitäten oder einfach nur ein Sonnenuntergang viel mehr Freude als jemals zuvor! Es ist einfach fantastisch!

Auch mein Geschmacksinn hat sich schnell regeneriert und wurde nach einigen Monaten sogar derart fein, dass ich die wunderbaren Aromen von Obst, Gemüse und anderen natürlichen Lebensmitteln nun wesentlich intensiver wahrnehmen kann – sie schmecken mir vergleichsweise sogar so gut, dass ich es anfangs kaum für möglich gehalten hatte!

Nach einigen Wochen bemerkte ich das erste Mal in meinem Leben, dass viele Gemüsesorten, wie etwa Karotten, Blumenkohl oder Paprika, süß schmecken. Mir erschien früher sogar der Geschmack von roter Paprika sehr bitter, obwohl diese tatsächlich sehr süß schmeckt. Gemüse eignet sich daher zum Beispiel mit einem leckeren Dip ganz ausgezeichnet als Snack, der nicht nur prima schmeckt, sondern auch sehr gesund ist. Obst wurde für mich sehr schnell zum absoluten Hochgenuss und ich kann mir seither nichts Köstlicheres mehr vorstellen, es schmeckt mir sogar viel besser als meine früheren Lieblingssüßigkeiten. Es ist tatsächlich unglaublich, wie herrlich Melonen, Birnen, Mangos, Trauben, Beeren, Bananen, Äpfel, Granatäpfel, etc. tatsächlich schmecken können, sobald sich die Geschmacksnerven wieder vollständig erholt haben. Mit Haferflocken kombiniert schmeckt Obst zum Beispiel um Längen besser als jedes industriell gefertigte „Zuckermüsli“ und dieses Müsli ist nebenbei bemerkt dann auch tatsächlich sehr gesund. Im Sommer genieße ich saisonal verfügbare Obstsorten sehr gerne eisgekühlt. Das farbenfrohe Obst sieht einfach wunderbar lecker aus, wenn es frisch angeschnitten und gekühlt auf einem Brett oder Teller angerichtet wird. Sehr gerne garniere ich das Ensemble noch mit einigen leckeren Beeren und etwas Käse, der übrigens sehr gut zu vielen Obstsorten passt. Kein Speiseeis der Welt kann diesen geschmacklichen und optischen Genuss auch nur annähernd erreichen! Es ist auch unendlich lecker, einen Fruchtquark mit frischem Obst zuzubereiten. Ich persönlich verwende gerne Joghurt und Quark und lasse das Obst gerne einige Stunden ziehen, so dass der „Quark“

das Aroma noch besser aufnehmen kann. Es schmeckt einfach herrlich!

Schon in drei Wochen regenerieren sich die Geschmacksnerven bei den meisten so weit, dass ihnen Obst und Gemüse viel süßer schmeckt. Spätestens nach einem Jahr wirst du deinen natürlichen Geschmackssinn zurückgewonnen haben, und stark gesüßte Lebensmittel werden dir überhaupt nicht mehr schmecken. Bitte bedenke: Industriell gefertigte Aromastoffe und Fruchtkonzentrate erreichen niemals auch nur ansatzweise die geschmackliche Qualität von frischem Obst oder Gemüse. Kürzlich rief mich in diesem Zusammenhang ein Seminarteilnehmer voller Freude an und sagte mir: „Peter, wir hatten im Seminar ja darüber gesprochen, dass mir Obst wohl schon bald besser schmecken wird. Aber ich hätte mir im Traum nicht vorstellen können, wie gut dieses Zeug tatsächlich ist!“.

Ein weiterer sehr großer Pluspunkt besteht darin, dass du so viele natürliche Lebensmittel genießen kannst, wie du möchtest, ohne dabei ein schlechtes Gewissen haben zu müssen!

Für viele, denen ich aus der Zuckerfalle heraushelfen durfte, besteht der größte Zugewinn in der Befreiung von einer diffusen und düsteren Gedankenwolke, die von dem schlechten Gewissen der Süchtigen produziert wird. Ich habe mich zum Beispiel nach einem Süßigkeiten-Exzess immer wieder über mich selbst geärgert. Ich dachte mir: „Warum hast du wieder so viel Süßes heruntergeschlungen? Eigentlich hattest du dir doch ganz fest vorgenommen es heute sein zu lassen! Was bist du nur für ein Idiot!“. Eine meiner ersten Seminarteilnehmerinnen aß im Monat lediglich ein oder zwei Mal ein halbes Stückchen Kuchen. Trotz dieses eher geringfügigen Konsums bereute sie ihre Nascherei regelmäßig bitterlich. Sie konnte einfach nicht verstehen, warum sie immer wieder Kuchen essen musste, obwohl sie das eigentlich überhaupt nicht wollte. Einen Tag nach dem Seminar schrieb sie mir eine Kurznachricht und teilte mir mit, dass sie ein unbeschreibliches Glücksgefühl empfindet, weil sie nun endlich verstanden hat, was dieses Hin und Her in ihrem Kopf verursachte. Sie konnte gar nicht fassen wie glücklich sie darüber war, dieses innerliche „Ja" und „Nein" nun endlich überwunden zu haben und frei zu sein. Schon bald wirst auch du dich von diesem lästigen inneren Plagegeist befreien können und nicht nur das: Du wirst nach jedem gesunden Snack sehr stolz auf dich sein können und dich darüber freuen, dass du etwas Gutes für deine Gesundheit tust. Ist das nicht fabelhaft?

Seit ich realisiert habe, dass ich von nichts Teuflischem mehr „fremd"-bestimmt werde, haben meine Selbstachtung und mein Selbstvertrauen sehr stark profitiert. Es ist eine wahrhafte Genugtuung, sich von der Lebensmittelindustrie fortan nicht mehr für dumm verkaufen lassen zu müssen.

Außerdem habe ich mein Wunschgewicht mit Leichtigkeit erreicht und gehalten! Es passierte wie von selbst:

- Ich musste nicht hungern.
- Ich hatte keine Heißhungerattacken.
- Es war keine Willenskraftanstrengung notwendig.
- Ich erlebte überhaupt keinen gefühlten Verzicht.

Nachdem meine Frau und ich aus der Zuckerfalle entkommen waren, wollte ich einem meiner besten Freunde aus dem Dilemma heraushelfen. Das war ohne ein strukturiertes Konzept jedoch ein wahrlich schwieriges Unterfangen und nahm einige Monate in Anspruch. Aufgrund meiner Hartnäckigkeit gelang es mir letztendlich aber doch und als wir uns drei Monate später auf einer Hochzeit trafen, sah Claudio wahrlich aus wie „das blühende Leben“ und hatte mindestens fünf Kilo abgenommen. Ich erinnere mich noch sehr genau daran, weil es für mich eine besonders große Freude war, zu sehen, wie begeistert er und seine Familie über seine neue Freiheit und sein verbessertes körperliche Befinden waren, welches sich auch optisch deutlich bemerkbar machte. Es ist mir auch immer wieder eine große Freude von Seminarteilnehmern zu hören, dass sie einige Wochen nach dem Seminar von Freunden und Bekannten auf ihren frischeren Teint und die Verbesserung ihres Hautbildes angesprochen wurden.

Die Haut profitiert bei einem Zuckerstopp elementar davon, dass die Gewebefasern nicht mehr durch Glykation verzuckert werden und sich durch die vermehrte Zufuhr natürlicher Nahrung, die Versorgung mit wichtigen Vitaminen, Mineralstoffen und Spurenelementen verbessert! Bei mir war es so, dass meine Haut bereits nach vier Wochen wesentlich glatter und rosiger wirkte und ich erinnere mich noch sehr gut daran, wie erstaunt meine Frau darüber war.

Seit meinem Exit aus der Zuckerfalle erlebe ich kaum noch Stress! Probleme erscheinen mir in einem viel positiveren Licht und stellen sich vielmehr als spannende Herausforderungen dar! Natürlich gehen auch in meinem Leben viele Dinge schief oder sie entwickeln sich ganz und gar nicht so, wie ich es am liebsten hätte. Heute betrachte ich die täglichen Herausforderungen jedoch als die Würze des Lebens und ich genieße es geradezu, diese Wellen und Wogen zu meistern. Insofern freue ich mich auf jeden neuen Tag voller spannender Herausforderungen.

Darüber hinaus fühle ich mich seit meinem Exit aus der Zuckerfalle wesentlich fitter, vitaler, konzentrierter und motivierter und bin auch mental wesentlich klarer! Ich bin voller Energie und habe einfach das Gefühl „Bäume herausreißen zu können“. Man könnte es tatsächlich sogar so beschreiben, dass ich vor vier Jahren einen wahrhaften Energieschub erfahren habe, der bis heute noch anhält!

Ich habe zwar schon immer viel Sport getrieben und laufe schon seit über 20 Jahren regelmäßig. Seit meinem Zucker-Exit haben sich meine Trainingsergebnisse jedoch wesentlich verbessert. Ich konnte beispielsweise meine Grundlagenausdauer im Lauftraining deutlich steigern. Außerdem konnte ich ohne Veränderung der Trainingsintensität und -häufigkeit in wenigen Monaten mehr Muskelmasse aufbauen und meinen Körperfettanteil messbar reduzieren.

Seit ich mich von diesen nichtsnutzigen Süßigkeiten befreit habe, hat sich auch meine Schlafqualität ganz deutlich verbessert. Früher bin ich nachts einige Male aufgewacht und habe dann meistens auch etwas Süßes genascht. Das lag wohl daran, dass meine Blutzuckerschwankungen, die durch den Konsum von raffiniertem Zucker verursacht wurden, zu Ein- und Durchschlafstörungen führten. Der zu hohe Blutzuckerspiegel nach dem Konsum wirkt aufputschend und verhindert das Einschlafen. Der spätere Abfall führt dazu, dass man mitten in der Nacht aufwacht. Heute schlafe ich die meisten Nächte durch und wache am Morgen wesentlich erholter auf.

Ich muss mir auch keine Sorgen mehr über eine mögliche Erkrankung an Diabetes Typ 2 machen, die ich im Zweifel selbst durch den Konsum von raffiniertem Zucker verursacht hätte. Ganz im Gegenteil: Ich empfinde bei jedem gegessenen Stück Obst oder Gemüse Freude und bin sehr stolz darauf, dass ich einen positiven Beitrag für meine Gesundheit leiste.

Häufig vergessen wir leider nur zu schnell, dass die eigene Gesundheit das höchste Gut ist, über welches wir im Leben verfügen. Die Erinnerung daran holt uns aber schnell ein, wenn wir krank werden oder uns näher mit diesem Thema beschäftigen. Man kann sich sehr gut verdeutlichen, wie wertvoll und unersetzlich die Gesundheit tatsächlich ist, wenn man sich einen Milliardär vorstellt, der an einer unheilbaren und schweren Krankheit leidet.

Mein Ziel besteht darin, so vielen Menschen wie möglich das gleiche Wunder zu ermöglichen, dass ich selbst erfahren durfte. Meine Arbeit wäre in dieser Hinsicht wohl sehr viel einfacher, wenn ich über eine Art Fernrohr verfügen würde, mit welchem du drei Wochen in die Zukunft schauen könntest, um zu sehen, wie fantastisch es dir ohne Süßes gehen wird. Leider besteht diese Möglichkeit aber natürlich nicht! Deine Vorstellungskraft kann diesen Job jedoch genauso gut erledigen.

Meine Erfahrungen sind ausschließlich sehr positiv:

- Meine Lebensqualität hat sich deutlich verbessert und viele einfache Dinge, wie z.B. ein Spaziergang oder ein persönliches Gespräch, bereiten mir viel mehr Freude!
- Ich fühle mich viel wohler und entspannter!
- Mein Geschmacksinn hat sich regeneriert und natürliche Lebensmittel sind ein Hochgenuss!
- Ich habe mein Wunschgewicht mit Leichtigkeit und ohne zu Hungern erreicht!
- Mein Hautbild hat sich deutlich verbessert und mein Teint wirkt frischer und vitaler!
- Ich komme deutlich besser mit Stress zurecht, bin mental klarer und kann mich besser konzentrieren!
- Ich habe einen wahrhaften Energieschub erfahren!

- Ich empfinde tagtägliche Freude über meine gesunde Ernährung und habe kein schlechtes Gewissen mehr!

Im folgenden Kapitel werde ich dir erläutern, wie du den Teufelskreis der Sucht mit Leichtigkeit durchbrechen kannst.

14.3 Den Teufelskreis durchbrechen

Möchtest du weiterhin eine Droge konsumieren, die dich schneller altern lässt, dich psychisch herunterzieht, dich übergewichtig und krank macht, deine Zähne verfaulen lässt und von der du rein gar nichts hast? Hast du dich als Kind für den Konsum einer solchen Droge entschieden, die du im späteren Leben jahrzehntelang oder sogar für den Rest deines Lebens verzehren musst, obwohl du das eigentlich überhaupt nicht möchtest? Wohl kaum! Auch deinen Eltern war die Dramatik der Geschichte ganz sicher nicht bewusst. Obwohl du und deine Eltern nur das Beste für dich wollten, bist du, so wie Millionen andere, im wahrsten Sinne des Wortes, in diese raffinierte Falle getappt.

Heute bietet sich dir jedoch eine großartige Gelegenheit: Du kannst endlich eine eigene Entscheidung treffen. Möchtest du für den Rest deines Lebens vom raffinierten Zucker beherrscht werden? Oder möchtest du ein unendlich genussvolleres Leben in Freiheit führen?

Bitte bedenke: Der Konsum von Süßigkeiten und Softdrinks ist ein reines Verlustgeschäft, bei dem du tagtäglich ein „dickes Minus" machst. Wenn du aus dem Teufelskreis der Zuckersucht aussteigst, machst du hingegen das Geschäft deines Lebens – du kannst sehr vieles gewinnen und überhaupt nichts verlieren! Du hast die Wahl!

<u>Alles oder nichts</u>

Du hast es vielleicht schon geahnt: So wie bei allen anderen Süchten, gibt es auch beim raffinierten Zucker nur ein alles oder nichts! Der Suchtkreislauf kann nur bei konsequenter Abstinenz von Süßigkeiten und Softdrinks durchbrochen werden.

In diesem Zusammenhang gibt es jedoch einen weit verbreiteten Irrtum: Es ist nicht so, dass man bei einem Ausstieg aus der Zuckersucht so gut wie nichts mehr essen kann, weil Zucker ja in geringen Mengen so gut wie überall enthalten ist und Stärke in Form von Nudeln, Brot und Reis auch in Zucker umgewandelt wird. Das ist kompletter Unsinn! Du kannst mit einigen wenigen Ausnahmen so gut wie alles essen und natürlich darfst du auch Obst, Brot, Nudeln, ungesüßten Joghurt, Milch etc. genießen! Weitere Informationen zu Lebensmitteln mit einem zu hohen Zusatz an raffiniertem Zucker findest du im folgenden Kapitel.

Der richtige Zeitpunkt

Oft werde ich gefragt, wann der richtige Zeitpunkt ist, sich von dem teuflischen Süßkram zu befreien. Die Antwort auf diese Frage ist äußerst simpel: Es ist immer der richtige Zeitpunkt!

Vielleicht denkst du dir jetzt: OK, ich möchte aber nur noch heute Abend, beim nächsten Geburtstag, etc. meine Lieblingssüßigkeiten naschen und dann werde ich auf gar keinen Fall mehr etwas Süßes anrühren. Wenn du das möchtest, dann wirst du diesen Wunsch noch tausendfach verspüren und deinem Verlangen immer wieder nachgeben. Mache dir bitte nichts vor! Ich selbst hatte das Vorhaben aufzuhören vor meinem Aha-Erlebnis immer wieder aufs Neue verschoben und mich damit nur selbst belogen. Mache bitte nicht den gleichen Fehler! Selbst wenn du im Moment eine sehr stressige Phase erlebst, dich ein wichtiges Projekt stark fordert und/oder es um deine Nerven nicht sonderlich gut bestellt ist. Zucker belastet dich nur zusätzlich!

Stellt dir bitte einmal vor, du hättest einen lästigen grippalen Infekt. Wann würdest du ihn gerne loswerden? Sofort oder würdest du dir sagen, dass es doch eigentlich toll wäre, noch ein paar Tage Schnupfen zu haben? Mit Süßem verhält es sich nicht anders – es bietet dir wie ein Schnupfen ausschließlich Nachteile. Wenn du bereits tiefer in der Zuckerfalle festsitzt, dann ist dein Leid sinnbildlich jedoch wohl zutreffender mit einer Bronchitis vergleichbar!

Dein Exit aus der Zuckerfalle

Wenn du dieses Buch bis zu dieser Stelle aufmerksam gelesen hast, dann solltest du jetzt top motiviert und voller Vorfreude sein, dich endlich aus deiner Zuckersucht zu befreien. Du solltest dich ein wenig so wie ein Hund an der Leine fühlen, der es kaum erwarten kann, endlich nach draußen zu kommen, und vor lauter Vorfreude mit den Pfoten scharrt.

Wenn du es kaum noch erwarten kannst, dich aus der Zuckerfalle zu befreien, dann wäre jetzt der ideale Zeitpunkt für eine feste und unverrückbare Entscheidung, nie mehr Süßigkeiten und Softdrinks zu konsumieren.

Sollte das Feuer bei dir noch nicht entbrannt sein, dann empfehle ich dir das Buch noch einmal zu lesen. In diesem Fall ist es mir leider noch nicht gelungen, dir alle wichtigen Aspekte der Zuckersucht vollständig zu verdeutlichen.

Bei deiner Entscheidung gegen Süßigkeiten und Softdrinks solltest du dir eines vollkommen klar machen: Hat man erst einmal einen gewissen Konsum-Level erreicht, gibt es kein Zurück mehr zu einem gemäßigteren Konsum. Ein Eis am Wochenende oder im Schwimmbad funktioniert dann auch nach einer längeren Abstinenz nicht mehr. Insofern möchte ich dich auch für die Zukunft eindringlich vor dem einen Eis, Cola, etc. warnen: Es ist sehr gefährlich mit diesem Feuer zu spielen: gehe das Risiko bitte nicht ein!

Wichtige Anmerkung: Diabetiker sind im Notfall bei einer Unterzuckerung auf eine schnelle Zufuhr von Glukose angewiesen, die auch in Form von Softdrinks erfolgen kann. Ich rate in diesem Zusammenhang ausdrücklich nicht von medizinisch notwendigen Maßnahmen ab und dieses Buch kann auch keine ärztliche Behandlung ersetzen. Wende dich bitte bei allen medizinischen Fragen direkt an einen Arzt. In diesem Zusammenhang ist es jedoch wichtig zu wissen, dass es einen großen Unterschied macht, ob man Süßes konsumiert, weil man sich davon einen Genuss oder Vorteil verspricht, oder ob man raffinierten Zucker aus medizinischen Gründen einnehmen muss. Ich selbst musste für eine ärztliche Untersuchung einmal eine Tinktur einnehmen, die am Markt ausschließlich mit Zuckerzusatz erhältlich war. Ich fühlte mich nach der Einnahme sehr unbehaglich und überdreht und die Flüssigkeit hat abstoßend süß geschmeckt. Insofern hatte ich auch überhaupt keinen Anlass rückfällig zu werden. Es ist jedoch etwas völlig anderes, wenn man aus einem Genusswunsch heraus konsumiert. In diesem Fall ist der Rückfall in die Zuckersucht vorprogrammiert.

Jetzt wäre auch eine gute Gelegenheit, um deine Vorräte an Süßigkeiten und/oder Softdrinks zu entsorgen. Du hast es dir verdient es zu genießen, dich endlich von diesem Teufelszeug zu befreien!

Ich empfehle dir dieses und das folgende Kapitel noch heute zu lesen. Den Rest des Buches solltest du bitte möglichst zeitnah lesen – zum Beispiel ein Kapitel am Abend. Es erwarten dich noch viele wichtige und hilfreiche Informationen. Ich möchte dir auch unbedingt ans Herz legen das Kapitel „Umgang mit anderen“ zu lesen, bevor du dich mit deinen Mitmenschen austauschst! Das wohl schwierigste Element bei meinem Exit aus der Zuckerfalle waren die zum Teil negativen Reaktionen meines sozialen Umfelds. Mit der Lektüre dieses Kapitels kannst du dir angespannte Gespräche und einige Verunsicherungen ersparen.

Es ist ganz einfach!

Süchtige denken aufgrund ihrer durchlebten Gehirnwäsche durchweg, es wäre unglaublich schwer und voller Entbehrungen auf Süßigkeiten und Softdrinks zu verzichten. Diese Annahme ist jedoch nur ein weiterer Irrglaube! Mit diesem Buch bzw. mit deinem neuen Mindset wird dir diese Aufgabe fast schon lächerlich leichtfallen!

Seit meinem Exit erlebe ich bei anderen oft ein starkes Erstaunen darüber, dass ich überhaupt keine Süßigkeiten und Softdrinks mehr konsumiere – häufig auch mit einer Tendenz zum Unglauben. Ich konnte dieses Erstaunen der anderen anfangs überhaupt nicht nachvollziehen, weil es für mich in meinem finalen Anlauf eben so einfach war auf Süßes zu verzichten. Nachdem ich mich nun jedoch seit vier Jahren intensiv mit dem Thema Sucht auseinandergesetzt habe, verstehe ich die Reaktionen nur allzu gut. Die Verzichtsängste der Süchtigen sind derart stark ausgeprägt, dass ihnen eine Abstinenz fast schon mysteriös erscheint.

Zahle es dem kleinen Teufel heim!

Endlich kannst du es dem kleinen Teufel heimzahlen und dich auf deinen großen Triumph freuen: Dieser kleine Mistkerl, der sich von raffiniertem Zucker ernährt und dich mit unbehaglichen Gefühlen drangsaliert, wenn er keinen Nachschub erhält, hat dich eine sehr lange Zeit tagein tagaus systematisch tyrannisiert. Jetzt wirst du ihn aushungern! Wenn er keinen Zuckernachschub mehr erhält, wird er zwar noch eine Zeitlang herumnörgeln. Dieses jämmerliche

Winseln signalisiert dir jedoch nichts anderes als sein baldiges Verenden.

Die Entzugserscheinungen sind kein Problem!

Süchtige denken im Allgemeinen auch irrigerweise, dass sie Entzugserscheinungen nur bei der Abstinenz von ihrer Droge befürchten müssten. In Wahrheit leiden sie aber jeden Tag unter ihren Entzugserscheinungen, die ja letztlich auch die Ursache für ihr Verlangen nach der nächsten Dosis sind. Insofern sind die Entzugserscheinungen für dich nichts Neues – du hast die ganze Zeit über unter ihnen gelitten! Bislang hast du sie nur nicht mit raffiniertem Zucker in Verbindung gebracht!

In deiner dreiwöchigen Entzugsperiode wirst du also weiterhin mit einem oder mehreren dieser Entzugserscheinungen konfrontiert sein:

- Stimmungsschwankungen
- Gereiztheit
- Innere Anspannung
- Gefühl der Unruhe und Nervosität

Das ist natürlich kein angenehmer Gemütszustand und genau deswegen verspüren Zuckersüchtige das starke Verlangen nach etwas Süßem. Bitte sieh es aber so: Der starke Wunsch der Süchtigen etwas Süßes zu konsumieren, ist nichts anderes, als der unbewusste Wunsch sich von den Entzugserscheinungen zu befreien. In der Suchtmedizin wird dieses Verlangen auch als Craving bezeichnet. Man könnte es auch so formulieren, dass das Verlangen nach Süßem ein bewusstwerdender Ausdruck der Entzugserscheinungen ist!

Als du noch Süßes konsumiert hast, hat sich dein Wohlbefinden durch den Konsum von Süßem zwar für einen Moment gebessert – du hast aber dennoch nicht annähernd das glückliche und zufriedene Niveau eines Nicht-Süchtigen erreicht, weil ein immer größerer Teil deiner Entzugserscheinungen bestehen blieb. Süßigkeiten und Softdrinks raubten dir also zunächst dein Wohlbefinden und deine Entspannungsfähigkeit, um dir beim Konsum einen immer kleiner werdenden Teil davon zurückzugeben und als Wohltäter aufzutreten! Der Genuss bestand bislang darin, dass du dich für einen Moment annährend so gut fühlen durftest wie es Nicht-Süchtige die ganze Zeit tun! Mit der Zeit hat dich der raffinierte Zucker jedoch immer weiter in den emotionalen Abgrund gezogen.

Den Teufelskreis durchbrechen!

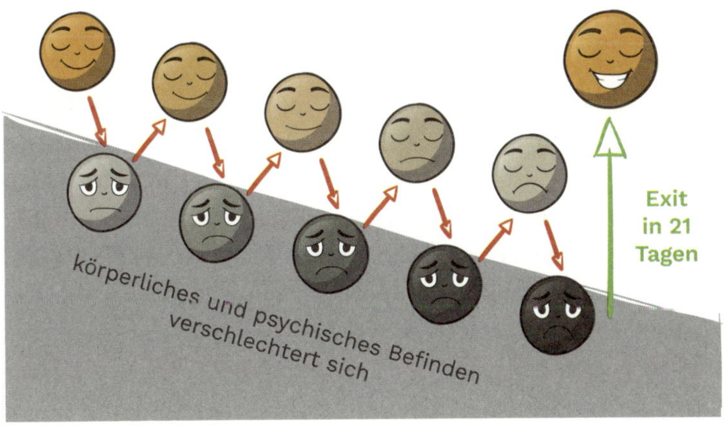

Süchtige gehen fälschlicherweise davon aus, dass ihr Leben ohne Süßes nicht so genussvoll wäre und/oder Widrigkeiten schwerer zu ertragen wären. In Wahrheit fühlen sie sich aber nur so bescheiden, weil sie überhaupt einmal damit angefangen haben raffinierten Zucker zu konsumieren.

Aufgrund des tatsächlichen Ursachen-Wirkungs-Zusammenhangs kann raffinierter Zucker niemals Abhilfe von den Entzugserscheinungen schaffen – er ist für sie verantwortlich und mit der Zeit steigert sich das Elend immer weiter!

Im Grunde genommen kannst du dich sogar freuen, dass du die Entzugserscheinungen, die dich jahrelang gequält haben, in den kommenden drei Wochen bewusst erleben kannst. Du spürst jetzt, von welchen negativen Gefühlen du dich in Kürze befreien wirst!

Das Hauptproblem sind die Trugbilder!

Wie schon dargelegt besteht das eigentliche Problem der Zuckersucht in den geistig tief verwurzelten Trugbildern, welche die Süchtigen zu der grundfalschen Auffassung führen, dass sie zuckerhaltige Lebensmittel unbedingt benötigen. Die Entzugserscheinungen wirken wie ein Brandbeschleuniger auf dieses Verlangen und können dieses bis hin zum Unerträglichen steigern. Du bist den meisten Süchtigen nunmehr jedoch weit überlegen. Dir ist vollkommen klar, dass du Süßigkeiten nicht benötigst und durch deren Konsum keinen Genuss und keine Lebenshilfe erfahren kannst. Deswegen werden sich die Entzugserscheinungen für dich lediglich ein wenig unangenehm anfühlen und du wirst sie mit Leichtigkeit meistern.

Die nächsten Tage

Dennoch wirst du aufgrund der Entzugserscheinungen in den nächsten Tagen häufig an Süßes denken. Das ist völlig normal. Aber keine Sorge: Es handelt sich lediglich um das jämmerliche Winseln des kleinen Teufels! Schon in drei Wochen wird sein Gejammer völlig verstummt sein. Die Zeit arbeitet also nur für dich – ist das nicht großartig?

Du wirst in den nächsten Tagen natürlich auch in Versuchung geführt werden. Macht dir in diesem Fall bitte ganz klar:

- Raffinierter Zucker ist die Ursache für dein schlechtes Befinden – er kann deswegen niemals davon Abhilfe verschaffen!
- Raffinierter Zucker kann dir niemals einen echten Genuss oder eine echte Hilfestellung bieten!

Du kannst dir die Idiotie der ganzen Sache auch mit einem einfachen Vergleich verdeutlichen: Raucher fühlen sich bei geselligen Anlässen bekanntlich nur mit ihren Zigaretten oder E-Zigaretten wohl. Wenn sie nicht rauchen können, weil es verboten oder gesellschaftlich verpönt ist, dann huschen sie heimlich um eine Ecke, um dort möglichst unerkannt zu rauchen. Sie können den schönen Anlass mit ihren Entzugserscheinungen einfach nicht genießen. Nichtraucher können das überhaupt nicht nachvollziehen. Warum sollte man als Nichtraucher bei Feierlichkeiten auch rauchen müssen, um den Anlass genießen zu können?

Bei der Zuckersucht ist es ganz genauso – es ist der gleiche Mechanismus. Nicht-Süchtige benötigen keinen Kuchen, um einen Geburtstag genießen zu können!

Ganz egal, was auch passiert, du wirst die Entzugsphase mit deinen neuen Erkenntnissen mit Leichtigkeit meistern und den Teufelskreis durchbrechen!

Ich erinnere mich noch sehr gut, dass ich am 6. Tag einen wahrhaftigen Glücksmoment erlebt hatte. Es war so, als wäre mir auf einmal eine tonnenschwere Last von meinen Schultern gefallen, die ich jahrelang mit mir herumgetragen hatte. Ich fühlte mich „fit wie ein Turnschuh", viel entspannter und sah die Welt viel positiver. Es war einfach fantastisch und das Gefühl hält noch bis heute an!

Stell dir bitte in den kommenden drei Wochen immer wieder vor, wie fantastisch es dir schon bald gehen wird und wie sehr du dich darüber freuen wirst!

Du hast es fast geschafft

An dem Tag, an dem du deine Entscheidung gegen den kleinen Teufel getroffen hast, bist du geistig bereits frei und hast dich aus dem Alptraum der Zuckerfalle befreit!

Ich erinnere mich in diesem Zusammenhang noch sehr gut an den Dank einer Seminarteilnehmerin. Sie schrieb mir am Morgen nach dem Seminar eine Kurznachricht, und teilte mir neben ihrem Dank euphorisiert mit, dass sie sich unfassbar befreit fühlte. Die Gewissheit, dass dieses andauernde innere Hin und Her nun endlich vorbei war, löste in ihr trotz ihrer noch andauernden Entzugserscheinungen Glücksgefühle aus.

Spätestens nach drei Wochen ist auch der Spuk der Entzugserscheinungen endgültig vorbei! Wenn du dir deinen Exit aus der Zuckerfalle sinnbildlich als einen schwierigen Aufstieg auf einen hohen Berg vorstellst, dann hast du mit dem Auflösen der Trugbilder bereits 95% des Weges zurückgelegt und befindest dich quasi im letzten Basislager vor dem Gipfel. Der Entzug stellt lediglich die restlichen 5% der Wegstrecke dar und die Wetterbedingungen sind hervorragend!

Was wäre denn auch die Alternative zu deinem Exit aus der Zuckerfalle? Du würdest den Rest deines Lebens unter deinen Entzugserscheinungen und den übrigen Folgen der Zuckersucht leiden – was sind da ein paar Tage im Vergleich? Es gibt keine Alternative!

Kernaussagen:

- Du kannst dich heute gegen eine Droge entscheiden, die dich schneller altern lässt, dich psychisch herunterzieht, dich übergewichtig und krank macht, deine Zähne verfaulen lässt und von der du rein gar nichts hast!
- Der Suchtkreislauf kann nur bei konsequenter Abstinenz von Süßigkeiten und Softdrinks durchbrochen werden!
- Mit diesem Buch wird dir der Ausstieg sehr leichtfallen und schon in drei Wochen ist der ganze Spuk vorbei!

14.4 Lebensmittel-Check

Einige Stimmen im Kampf gegen die Zuckersucht fordern rigoros zur vollständigen Abstinenz von raffiniertem Zucker auf, mitunter sogar von Weißmehl und hellem Reis. Glücklicherweise ist eine derart weitreichende Auslegung der suchterzeugenden Lebensmittel nicht zutreffend. Deswegen ist es auch nicht notwendig, sich derart einzuschränken. Wie sollte man ansonsten auch ein halbwegs normales Leben führen? Es wäre beispielsweise so gut wie unmöglich in einem Restaurant ein leckeres Gericht zu finden oder ohne eine vollständige Selbstverköstigung in den Urlaub zu fahren. Mal eben eine Fertigpizza essen wäre ebenso verboten, wie Chips oder ein Sandwich. Das wäre einfach nicht praktikabel! Tatsächlich ist es jedoch so, dass du abgesehen von Süßigkeiten und Softdrinks so gut wie alle Lebensmittel genießen kannst – es gibt lediglich einige Dinge zu beachten. Sehen wir uns alle relevanten Fakten im Folgenden einmal näher an.

Stärke

In meinen Seminaren werde ich oft gefragt, ob die Stärke in Brot, Nudeln, Reis und Kartoffeln nicht auch Zucker wäre, den es zu vermeiden gelte. Die Antworte lautet Ja und Nein. Stärke ist ein Mehrfachzucker, der sich aus hunderten Glukosemolekülen (Traubenzucker) zusammensetzt. Aufgrund des chemischen Aufbaus ist die Wirkung auf den menschlichen Organismus aber nicht mit der von raffiniertem Zucker vergleichbar.

Die Glukosemoleküle werden im Rahmen der Verdauung aufgespalten. Dieser Prozess beginnt bereits im Mund. Wenn du Brot für einige Minuten im Mund behältst, schmeckt es deswegen leicht süßlich. Auch die Stärke in natürlichen Lebensmitteln wie zum Beispiel in Gemüse wird von unserem Körper in Glukose aufgespalten. Das ist sogar notwendig, weil der menschliche Körper Glukose zur Energiegewinnung benötigt. Da im Gemüse jedoch auch viele Ballaststoffe enthalten sind, verläuft der Verdauungsprozess verzögert. Das führt zu einem gemäßigten und nachhaltigen Anstieg des Blutzuckerspiegels. Deswegen fühlen wir uns nach dem Verzehr von natürlichen Lebensmitteln auch länger satt und haben es in diesem Zusammenhang auch wesentlich leichter unser Körpergewicht zu kontrollieren.

Bei Vollkornprodukten und Naturreis tritt ein ähnlich positiver Effekt auf: Der Blutzuckerspiegel steigt aufgrund der enthaltenen Ballaststoffe langsamer und nachhaltiger an als bei hellem Mehl und Reis. In den erhaltenen Randschichten des Korns bzw. des Reises sind außerdem viele wichtige Vitamine, Mineralstoffe und Spurenelemente enthalten. Insofern möchte ich dir neben Gemüse und Obst auch den Verzehr von Vollkornnudeln, Vollkornbrot und Naturreis ans Herz legen. Mit dem Geschmack verhält es sich übrigens ganz ähnlich wie bei Süßigkeiten – nach einiger Zeit schmeckt Vollkorn einfach besser. Beim Verzehr von Kartoffeln kann man sich mit einem kleinen Trick behelfen. Werden gekochte Kartoffeln für einige Stunden im Kühlschrank abgekühlt, verändert die enthaltene Stärke ihre chemische Struktur. Ungefähr 10% der Stärke werden dadurch unverdaulich und wirken auf den Blutzuckerspiegel ähnlich bremsend wie die Ballaststoffe in Vollkorn und Naturreisprodukten. Auf diese Art und Weise lassen sich mit ein wenig Mehraufwand zum Beispiel wesentlich gesündere Bratkartoffeln oder Kartoffelsalate zubereiten. Wenn Pasta al dente zubereitet wird, steigt der Blutzuckerspiegel beim Verzehr übrigens auch etwas mäßiger.

Bei dem Verzehr von Weißmehlprodukten, Kartoffeln und hellem Reis steigt der Blutzuckerspiegel jedoch in einem ungesunden Maß. Außerdem enthalten diese Lebensmittel mit Ausnahme von Kartoffeln keine Vitalstoffe und sind insofern in doppelter Hinsicht gesundheitlich bedenklich.

Und wie verhält es sich mit der Sucht?

In Internetforen kann man lesen, dass sich einige Menschen selbst für nudel- oder brotsüchtig halten. Stärke entfaltet meiner Erfahrung nach jedoch keine Suchtwirkung, die mit der von raffiniertem Zucker vergleichbar wäre. Ich hatte in meinen Seminaren und Einzelgesprächen noch keinen einzigen Teilnehmer, der Nudeln, Brot, Reis oder Kartoffeln tatsächlich zwanghaft konsumieren musste. Ich hatte jedoch einige Teilnehmer, die eine geschmackliche Vorliebe für Nudeln und/oder Brot entwickelt hatten und glaubten möglicherweise süchtig zu sein. Wie kommt diese Täuschung zustande? Verzehrt man zum Beispiel helle Nudeln, dann sinkt der Blutzuckerspiegel nach einem kurzen Blutzuckerhoch schnell auf ein zu tiefes Niveau und es entsteht ein Gefühl von Heißhunger. Dieser starke Hunger ist tatsächlich eine Art Zwang und wenn man eine geschmackliche Präferenz für helle Nudeln und/oder Brot entwickelt hat, dann kann durchaus der Eindruck einer Sucht entstehen. In Wahrheit hat man jedoch Hunger und Lust auf die Lebensmittel, die man gewöhnlich verzehrt. Durch den weiteren Konsum von Weißmehlprodukten hält man den „Blutzuckerhoch-Insulin-Heißhunger-Kreislauf" aufrecht. Der Unterschied zur Zuckersucht ist jedoch der, dass man den Hunger auf Nudeln oder Brot auch mit anderen Lebensmitteln stillen kann. Der echte Suchthunger kann hingegen nur mit raffiniertem Zucker gestillt werden.

Mit zwei einfachen Beispielen wird der Unterschied zur suchterzeugenden Wirkung von raffiniertem Zucker sehr deutlich. Ich bin kürzlich mit meiner Familie aus einem ganz wunderbaren Italien-Urlaub zurückgekehrt. Vollkornnudeln oder Vollkornpizza sind in italienischen Restaurants jedoch unvorstellbar und es ist nahezu unmöglich zum Frühstück in einem Restaurant oder Hotel Vollkornbrot oder Haferflocken zu erhalten. Insofern habe ich zwangsläufig ganze vier Wochen lang täglich Pizza, Pasta und Ciabatta verzehrt. Nach unserer Rückkehr konnte ich jedoch ohne Willenskraftanstrengungen und Gedankenkreise auf meine favorisierten Vollkornvarianten umsteigen. Ich wurde deswegen auch nicht nervös oder unruhig. Es war ganz einfach. Ein weiteres Beispiel: Wenn meine Kinder einmal Süßigkeiten verzehrt haben, quengeln sie für gewöhnlich eine Weile, um noch mehr davon zu erhalten. Die Entzugserscheinungen bringen insofern ihre Wirkung zum Ausdruck. Ich habe jedoch noch nie ein Kind aufgrund von Weißmehl-Entzug quengeln hören – also in etwa so: „Bitte – ich möchte noch mal Nudeln essen. Komm schon Papa, nur noch eine einzige Nudel!".

Stärkehaltige Lebensmittel entfalten keine Suchtwirkung!

Laktose

Laktose (Milchzucker) verursacht keine Zuckersucht! Es handelt sich um einen Zweifachzucker, der in Milch, Joghurt und anderen Milchprodukten enthalten ist. Bei der Verdauung wird die Laktose in Glukose und Galactose aufgespalten. Da dieser Verdauungsprozess einige Zeit in Anspruch nimmt, steigt der Blutzuckerspiegel langsamer und mäßiger an als bei dem Konsum von Einfachzuckern an.

Etwas herausfordernd ist in diesem Zusammenhang eigentlich nur, dass die Laktose in der Nährwerttabelle der industriell gefertigten Lebensmittel in der Angabe für Zucker mit enthalten ist.

Glukose, Fruktose und raffinierter Zucker

Raffinierter Zucker besteht jeweils zur Hälfte aus Glukose (Traubenzucker) und Fruktose (Fruchtzucker). Diese Zuckerformen kommen auch in vielen natürlichen Lebensmitteln vor. Insofern ist es gar nicht der Zucker selbst, den wir verteufeln sollten – es geht vielmehr um dessen Dosierung und die übrige Beschaffenheit der Lebensmittel!

Eine große Orange (200 Gramm) enthält jeweils 9 Gramm Glukose und Fruktose. Wenn wir eine große Orange essen, nehmen wir also 18 Gramm Zucker zu uns, wobei der Zuckeranteil natürlich je nach Sorte und Reifegrad variiert. In 30 Gramm Schokolade ist etwa die gleiche Menge an Fruktose und Glukose enthalten. Und dennoch werden wir nicht süchtig, wenn wir öfters Orangen essen. Bei einem regelmäßigen Konsum von 30 Gramm Schokolade ist die Sucht hingegen vorprogrammiert. Den entscheidenden Unterschied machen zwei Dinge aus. Einerseits die Dosierung: In Orangen beträgt der Zuckeranteil 18% – in der Schokolade 56%. Andererseits die in den Orangen enthaltenen Ballaststoffe. Obst und Gemüse machen deswegen nicht süchtig!

Säfte sind jedoch problematisch! Das gilt sowohl für frisch gepresste Fruchtsäfte als auch für Säfte aus Konzentrat, Saftschorle und Nektar! Wieso sind Säfte problematisch? Die Ballaststoffe bleiben zu einem großen Teil in der Presse oder dem Entsafter zurück. Bei der Zubereitung im Mixer bleiben die Ballaststoffe zwar erhalten, dem Körper wird aber durch die Zerkleinerung ein Teil der

Verdauungsarbeit abgenommen, was einen ähnlich negativen Effekt zur Folge hat. Außerdem ist im Saft viel zu viel Zucker enthalten. In einem 0,2 Glas frisch gepresstem Orangensaft ist beispielsweise der Zucker aus zwei Orangen enthalten. Ein Nektar hat lediglich einen gesetzlich vorgeschriebenen Mindestfruchtanteil von 25 bis 50% und ihm dürfen bis zu 20% raffinierter Zucker zugesetzt werden.

Bitte bedenke auch, dass Honig, brauner Zucker, Ahornsirup, Agavendicksaft, Kokosblütenzucker und ähnliche Süßungsmittel mit einem hohen Zuckergehalt ebenfalls eine Suchtwirkung entfalten. Außerdem sind sie fast genauso ungesund wie raffinierter Zucker, auch wenn die in geringen Mengen enthaltenen Vitalstoffe gerne als Rechtfertigung für den Konsum herangezogen werden. Sehen wir uns das am Beispiel von Honig einmal näher an.

Ein gehäufter Teelöffel Honig (10 Gramm) enthält ungefähr 0,6 mg Kalzium und 0,2 mg Magnesium. Laut der Deutschen Gesellschaft für Ernährung e.V. beträgt der Tagesbedarf für Erwachsene 1.000 mg Kalzium und 350 mg Magnesium. Insofern liefert Honig in den konsumüblichen Mengen einen völlig unwesentlichen Tagesbedarfsanteil. Zum Vergleich: Ein kleines Glas Milch (0,2 Liter) enthält 240 mg Calcium. Man müsste also 400 Teelöffel Honig konsumieren, um die gleiche Menge an Kalzium aufzunehmen. Eine Portion Haferflocken (100 Gramm) enthält 160 mg Magnesium, das entspricht 800 Teelöffeln Honig. Bei den im übrigen enthaltenen Vitalstoffen verhält es sich sehr ähnlich.

Honig enthält jedoch 80 % Zucker – überwiegend in Form von Glukose und Fruktose. Für die Entstehung der Zuckersucht spielt es jedoch überhaupt keine Rolle, ob der Zucker industriell durch die Raffination von Rüben hergestellt worden ist, oder ob er von fleißigen Bienen produziert wurde.

Industriell hergestellte Lebensmittel

Bei den allermeisten industriell hergestellten Lebensmitteln wird raffinierter Zucker zugesetzt. In vielen Fällen würde man den zugesetzten Zucker auch überhaupt nicht erwarten, wie etwa in deftigen Fertiggerichten, Gewürzgurken oder Heringssalaten. Die vorrangige Motivation der Hersteller ist schnell identifiziert: Raffinierter Zucker ist kostengünstig und lässt folglich die Gewinne in den Bilanzen sprudeln. Eine alternative Verwendung von Gemüse oder Früchten wäre wesentlich kostenintensiver.

Der menschliche Körper kann den zugesetzten Zucker jedoch bis zu einem gewissen Grad tolerieren, ohne eine Suchtproblematik zu entwickeln. Du solltest dir beim Konsum industriell gefertigter Lebensmittel grundsätzlich ein Limit von höchstens 4 % enthaltenem Zucker setzen! Gesüßte Getränke aller Art solltest du vollständig meiden, weil diese ohne das enthaltene Wasser zu einem wesentlichen Teil aus raffiniertem Zucker bestehen und insofern überaus problematisch sind!

Cola und Limonaden enthalten beispielsweise 10% raffinierten Zucker. Eistee enthält zwar etwas weniger Zucker, ist aber dennoch sehr problematisch, was auch für alle gesüßten Kaffee- und Milchgetränke gilt.

Den Gesamtzuckeranteil industriell gefertigter Lebensmittel findest du in der Nährwerttabelle bei den Kohlenhydraten unter der Bezeichnung „davon Zucker“. Bitte beachte, dass bei diesem Wert auch Laktose enthalten ist. Ein Naturjoghurt weist unter „davon Zucker“ deswegen 4-7% Zucker aus, der in Form von Laktose enthalten ist, obwohl der Joghurt tatsächlich frei von zugesetztem Zucker ist. Auch ungesüßte Milch enthält 4-5%Laktose und ist völlig unproblematisch. Insofern ist bei der Gesamteinschätzung immer auch dein gesunder Menschenverstand gefragt.

Ich sehe beim Einkaufen industriell gefertigter Lebensmittel gewöhnlich einmal kurz in der Nährwerttabelle nach und stelle immer wieder fest, dass es bei den verschiedenen Marken in Bezug auf den Zuckerzusatz ganz erhebliche Unterschiede gibt. Die kleine Mühe lohnt sich allerdings: Es lässt sich eigentlich immer ein wohlschmeckendes Produkt mit einem erträglichen Zuckerzusatz finden. Zum Beispiel wird Ananas in Dosen in den meisten Fällen raffinierter Zucker zugesetzt. Das ist aufgrund der natürlichen Süße von Ananas wenig verständlich und für mich kommt im Zweifel, wenn einmal keine frische Ananas verfügbar ist, nur eine der wenigen Marken ohne Zuckerzusatz in Frage. Auch bei Industriebroten wird in der Regel Zucker in verschiedenen Formen und erheblichen Mengen zugesetzt.

Ich vermeide den Konsum industriell gefertigter Lebensmittel grundsätzlich, soweit dies möglich ist, beziehungsweise praktikabel erscheint. Wenn es einmal schnell gehen muss, esse ich aber auch einmal eine Fertigpizza oder tiefgekühlte Fischstäbchen mit Pommes Frites. Wenn wir zuhause kochen, setzen wir dem Essen natürlich keinen raffinierten Zucker zu. Zum Beispiel lässt sich ein Thai-Curry auch wunderbar ohne Palmzucker zubereiten. Es spielt jedoch beim Essengehen keine Rolle, ob der Koch in das Curry oder die Salatsoße eine Priese Zucker gegeben hat.

Bei der Betrachtung des 4% Limits geht es auch nicht um die einzelnen Zutaten. Zum Beispiel ist ein Spritzer Ketchup in einem Burger, dessen Brot häufig auch viel Zucker enthält, sicherlich grenzwertig, aber dennoch kein Ausschlusskriterium. Wenn du möchtest, kannst du dir die Nährwerttabellen der Fastfood-Ketten in den Restaurants oder Online ansehen. Burger enthalten in der Regel 3-5% Zucker. Wenn du den Burger mit Pommes verzehrst, macht dies dein Essen zwar nicht gesünder, jedoch sinkt der Gesamtzuckeranteil. Insofern wäre ein Burger mit 4,5% Zuckergehalt in Verbindung mit Pommes möglicherweise noch ok. Natürlich solltest du deine Fritten aber nicht in Ketchup tunken und dazu natürlich auch keine Softdrinks konsumieren. Ein weiteres Beispiel: Vollkorntoast enthält je nach Hersteller bis zu 3,5% Zucker. Mit Butter und Käse kombiniert, würde sich der Gesamtzuckeranteil reduzieren. Beim Konsum mit Butter und Marmelade würde der Gesamtzuckeranteil jedoch sicherlich auf über 10% steigen. Insofern sind Nuss-Nougat-Creme, Marmelade, Honig oder Ahornsirup generell ein absolutes No-Go. Und noch ein Beispiel: Pürierte Tomaten enthalten bis zu 4,5% Zucker. Wenn wir daraus eine Tomatensoße zur Pasta zubereiten, beträgt der Gesamtzuckeranteil an dem Gericht jedoch weniger als 2%.

Die Trickkiste der Lebensmittelindustrie

Die Lebensmittelindustrie agiert zur Erreichung ihrer Absatz- und Profitziele überaus trickreich und kreativ. Kinder und Jugendliche werden beispielsweise sehr erfolgreich mit individuell abgestimmten Werbespots und lustigen Verpackungen, auf denen niedliche Comic-Figuren in bunten Farben dargestellt werden, angesprochen. Die Produkte werden von den Lebensmitteleinzelhändlern darüber hinaus in Augenhöhe der Kinder platziert, um den Abverkauf zu maximieren. Auffällig ist auch, dass die bunten Produkte gegenüber ihren Pendants für Erwachsenen stärker gezuckert werden – der Unterschied ist oft sogar ganz erheblich. Einige gängige

Kakaozubereitungen enthalten beispielsweise 78% Zucker und werden aufgrund des enthaltenen Kakaos als gesund angepriesen! Besonderer Beliebtheit erfreuen sich auch die Süßigkeitenregale im Wartebereich der Kassen, mit denen die Kinder in einer fast schon perfiden Art und Weise in Versuchung geführt werden. Auch in Babynahrung befindet sich sehr häufig viel zu viel Zucker.

Ein sehr beliebter Trick besteht auch darin, Zuckerbomben als gesunde Lebensmittel anzupreisen. Die Idee könnte genialer nicht sein. Es genügt oft schon ein Werbespruch wie etwa „mit dem gesunden der Milch“ und schon verkauft sich beispielsweise ein Riegel aus dem Kühlregal mit 30% Zuckerzusatz wesentlich besser. Über die „Gesundheitsschiene“ werden auch gesüßte Joghurts vertrieben. Aufgrund des erhöhten Wasseranteils im Joghurt sollte man die gesüßten Varianten jedoch auf alle Fälle meiden – sie sind analog der gesüßten Milchgetränke selbst bei einem geringeren Zusatz von raffiniertem Zucker sehr problematisch. Auch gezuckerte Müslis werden in der Regel als besonders gesund vermarket und erwecken beim Konsumenten den Eindruck, einen vollwertigen Start in den Tag zu ermöglichen. Nichts könnte der Wahrheit jedoch ferner liegen! Auch Säfte werden gerne mit dem Hinweis auf ihren Vitamingehalt unter dem Label „gesund“ vermarket – natürlich sind sie das aber mitnichten!

Ein weiterer Trick besteht darin, den Anschein zu erwecken, dass gesüßte Produkte keinen problematischen Zucker enthielten. Das wird beispielsweise mit den Hinweisen „natürliche Süße“, „Traubensüße“ oder „ohne Zuckerzusatz“ erreicht. Dem erweckten „gesunden Eindruck“ wird in der Realität jedoch oft nicht entsprochen. Nämlich dann nicht, wenn anstelle des Rübenzuckers alternative Zuckerquellen, wie beispielsweise Apfel- und Traubensaftkonzentrate, Agavendicksaft, Dattelsirup oder Dattelpaste, genutzt werden. Diese Vorgehensweise hat für die Hersteller auch den Vorteil, dass der enthaltene Zucker überhaupt nicht in der Zutatenliste auftaucht. Du kannst das gesamte Ausmaß der Süße jedoch auch in diesem Fall mit einem einfachen Blick auf die Nährwerttabelle erkennen.

Die Lebensmittelindustrie macht es den Verbrauchern gerne auch schwer, Zucker anhand der Zutatenliste zu erkennen. Wenn hier das Wort Zucker nicht erwähnt wird, heißt das nämlich noch lange nicht, dass auch kein Zucker enthalten ist. Es gibt sehr viele Zuckerarten und über 70 Namen und chemische Bezeichnungen wie Glukose-Fruktose-Sirup, Saccharose, Dextrose, Maltodextrin, Süßmolkenpulver, Invertzuckersirup, Malzsirup, Maissirup und Dextrin. Häufig werden auch mehrere Zuckerarten verwendet, damit der Zucker nicht so weit oben in der Zutatenliste auftaucht. Aber auch im Zusammenhang mit dieser Problematik genügt ein kurzer Blick auf die Nährwerttabelle.

Süßstoffe

Eine häufig gestellte Frage ist auch, ob Süßstoffe denn erlaubt wären. Weil diese nicht abhängig machen, sind sie es zwar schon – die Frage ist nur wozu? Sobald sich dein Geschmackssinn nach dem Zucker-Exit regeneriert hat, schmeckt dir die intensive Süße schließlich überhaupt nicht mehr. Insofern ist es sinnvoll einfach abzuwarten und sich darauf zu freuen, dass natürliche Lebensmittel wie Obst schon bald zum Hochgenuss werden.

Wenn du hingegen nach Süßstoff verlangst, bringst du damit nur zum Ausdruck, dass du auf etwas verzichten müsstest, was jedoch überhaupt nicht der Fall ist. Deswegen benötigst du auch keinen Ersatz für raffinierten Zucker!

Du solltest auch berücksichtigen, dass Süßstoffe gesundheitlich selbst in kleinen Mengen nicht als unbedenklich gelten und die definierten ADI-Werte (acceptabel daily intake) nicht überschritten werden sollten. Ich frage meine Seminarteilnehmer in diesem Zusammenhang gern, ob sie sich einen Schnupfen wünschen würden, wenn sie schon keine Bronchitis haben dürften!

Dennoch kannst du Süßstoffe konsumieren, ohne davon süchtig zu werden! Eine gute Freundin war nach der Lektüre des finalen Buchentwurfs sofort Feuer und Flamme und hat ihren Süßigkeitenkonsum auf null reduziert. Dennoch wollte sie ab und an Marmelade zum Frühstück essen und entdeckte für sich eine nicht zu süß schmeckende Marmelade mit dem Süßungsmittel Xylit.

Eine meiner Kursteilnehmerinnen hatte für ihr Leben gerne gebacken und wollte diese Leidenschaft verständlicherweise nicht aufgeben. Deswegen hatte sie ihre Kuchen und Donuts fortan mit Xylit und Stevia zubereitet. Nach ungefähr einem Jahr berichtete sie mir jedoch, dass sie mit der Zeit immer weniger gebacken hatte und es nun schließlich überhaupt nicht mehr praktizierte. In diesem Zusammenhang liegt die Schlussfolgerung nahe, dass ihre Leidenschaft wohl maßgeblich von ihrer Sucht geprägt war.

Alkohol

Die suchterzeugende Wirkung von Alkohol ist nicht Gegenstand dieses Buches und für die Zuckersucht insofern auch nicht relevant. Wenn du Alkohol konsumierst, solltest du jedoch darauf achten, dass in den Getränken möglichst wenig Zucker enthalten ist. Ein Radler kann man beispielsweise auch mit saurem Sprudel trinken und bei einem Wein ist es sinnvoll eine trockene Sorte auszuwählen. Cocktails, bei denen sehr viel Zucker enthalten ist, solltest du jedoch meiden.

Kernaussagen:

- Stärke verursacht keine Zuckersucht!
- Laktose verursacht keine Zuckersucht und ungesüßte Milchprodukte sind unbedenklich!
- Obst enthält zwar Zucker – der Konsum ist jedoch aufgrund der enthaltenen Ballaststoffe nicht suchterzeugend!
- Fruchtsäfte aller Art sind problematisch!
- Softdrinks wie Cola, Limonaden, Eistee und gesüßte Milchgetränke sind ebenfalls suchterzeugend!
- Unser Körper kann zugesetzten Zucker bis zu einem gewissen Grad tolerieren, ohne eine Suchtproblematik zu entwickeln! Bei industriell gefertigten Lebensmitteln ist ein Limit von höchstens 4% enthaltenem Zucker geboten!
- Honig, brauner Zucker, Ahornsirup und andere Süßungsmittel mit einem hohen Zuckergehalt entfalten genauso wie raffinierter Zucker eine Suchtwirkung!

14.5 Situationen entkoppeln

In den ersten drei Wochen meiner neuen Freiheit – also noch während der Entzugsperiode – musste ich des Öfteren an Süßigkeiten denken. Es fiel mir zwar trotzdem sehr leicht nichts Süßes mehr zu konsumieren, aber die Gedanken waren einfach immer wieder präsent. Ich ging aufgrund meiner Erkenntnisse zu den Entzugserscheinungen bzw. ihrer Dauer davon aus, dass diese Gedanken an Süßes spätestens nach drei Wochen aus meinem Geist verbannt wären. Das traf im Wesentlichen auch zu. Nach einigen Wochen kam mir Süßes selbst abends vor dem Fernsehen nicht mehr in den Sinn. Ich habe dann jedoch bei einem Schwimmbadbesuch, bei dem meine Frau und meine Kinder ein Eis aßen, festgestellt, dass der Wunsch nach einem Eis schlagartig präsent war. Das erstaunte mich, zumal ich die Entzugsphase längst überwunden hatte und mir vollkommen klar war, dass mir Süßes zu keinem echten Genuss verhelfen könnte.

Woran lag das? Im Grunde genommen ist es ganz einfach. Mein Gehirn hatte ganz ähnlich wie der pawlowsche Hunde verschiedene Situationen, in denen ich häufig Süßes konsumiert hatte, gedanklich mit Süßigkeiten verbunden. Deswegen haben Süchtige auch in bestimmten Situationen einen verstärkten Wunsch nach Süßem – wie zum Beispiel nach einem Eis im Schwimmbad. Ich hatte früher im Alltag zum Beispiel immer nur abends ein Verlangen nach Süßem, wenn ich beim Fernsehen entspannen wollte. Tagsüber übte ich mich in Abstinenz, ohne irgendwelche Verzichtsgefühle zu empfinden. Das Verlangen kann in diesen Situationen auch dann ausgelöst werden, wenn der Entzug längst überwunden ist … selbst nach Monaten oder Jahren. Das ist auch der Grund, warum die meisten Süchtigen, die ihre Sucht mit Willenskraft überwunden haben, selbst nach einem erfolgreichen Entzug irgendwann wieder rückfällig werden. Es reicht zum Beispiel schon eine stressige Situation aus, und das Verlangen überwältigt sie. Die Vorteilsillusion in ihrem Denken macht sie ein Leben lang verwundbar.

Ich habe meinen „Schwimmbad-Moment" entkoppelt, in dem ich mir in dieser Situation noch einmal verdeutlicht habe, dass mir Süßes keinerlei Vorteile bieten kann. Was hätte ich denn auch von dem Eis haben sollen, wenn ich gar keine Entzugserscheinungen mehr hatte? Nichts! Allenfalls hätte es mir zu süß geschmeckt und ich hätte mich aufgedreht und unwohl gefühlt. Darüber hinaus hätte das Eis unweigerlich den Wunsch nach dem nächsten Eis ins Leben gerufen! Sieh es bitte so, wie es ist: Gelegenheitssüßigkeiten bei bestimmten Anlässen gibt es nicht – sie bringen eine erneute Kettenreaktion in Gang!

Situationen entkoppeln

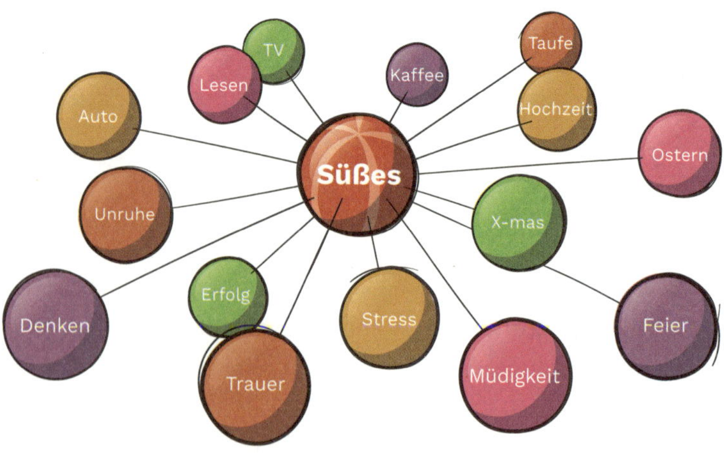

Du bist jetzt bestens darauf vorbereitet, in den kommenden Wochen oder vielleicht auch Monaten alle konditionierten Situationen ganz bewusst in dem Wissen zu erleben, dass Süßigkeiten und/oder Softdrinks absolut nichts Positives für dich tun können! Sie können dich lediglich Stück für Stück herunterziehen und dir deinen Geschmackssinn rauben!

Auf diese Weise wirst du – genauso wie ich es getan habe – alle konditionierten Lebenssituation nach und nach mental entkoppeln. Du kannst in diesen Momenten sehr stolz auf dich sein, weil du diese gemeine Zuckerfalle vollständig durchschaut und endgültig überwunden hast! Das gelingt den meisten Menschen in ihrem ganzen Leben nicht!

Die gute Nachricht ist, dass der situative Wunsch nach Süßem schon bald immer seltener aufkommen und auch immer schneller verfliegen wird. Ich kam zum Beispiel nur noch bei einer Hochzeit, an einem Geburtstag und bei einem Besuch in einem Freizeitpark in diese Situation. An den Freizeitpark erinnere ich mich noch sehr gut. Wir hatten an diesem Tag traumhaftes Wetter und meine Frau kaufte sich nach dem Essen ein Vanilleeis mit Schokomantel, welches ich im Park früher auch öfter gegessen hatte. Ich machte mir sofort bewusst, dass auch dieses Eis zu nichts führen würde und schon nach wenigen Sekunden war der Gedanke verflogen. Heute denke ich überhaupt nicht mehr an Süßigkeiten oder hege gar den Wunsch nach ihnen: Niemals!

Eine Seminarteilnehmerin hat mir bei einem Wiedersehen einmal erzählt, dass sie nach einem halben Jahr ohne Süßes wieder einmal in Südfrankreich im Urlaub war. Sie wollte sich in einem netten Café an der Côte d'Azur einen Cappuccino to go holen, und in der Glasvitrine vor ihr wurden wunderbar anmutende Eclairs in bunten

Farben präsentiert. Sie spürte sofort ein ausgeprägtes Verlangen und musste in dieser Situation tief in sich gehen. Dann sagte sie zu sich: „Du wirst dieses Eclair dieses Mal nicht essen! Das einzig Positive an diesen Dingern ist ihr tolles Aussehen! Du würdest es nur bereuen und bist über dieses leidige Thema endgültig hinweg!" Bereits nach wenigen Minuten hatte sich ihr Wunsch verflüchtig und ihre Konsequenz erfüllte sie mit großem Stolz.

Kernaussagen:

- Auch nach der Entzugsperiode können konditionierte Lebenssituationen einen Wunsch nach Süßem auslösen!
- Du kannst diese Situationen sehr effektiv geistig entkoppeln, indem du dir bewusst machst, dass dir Süßes in dieser Situation niemals einen Vorteil oder einen echten Genuss bieten kann!
- Es gibt keine gelegentlichen Süßigkeiten oder Softdrinks. Raffinierter Zucker ist eine Droge und der Konsum löst zwangsläufig eine Kettenreaktion aus!

14.6 Andere nicht beneiden

Zuckersüchtige rechtfertigen ihre eigene Idiotie ständig und lobpreisen ihre Süßigkeiten. Natürlich werden dir die scheinbar Glücklichen deswegen bei jeder Gelegenheit vorschwärmen, wie sehr sie ihre „Leckereien" doch genießen. Das ist aber nur die halbe Wahrheit. Was verheimlichen die Süchtigen denn nur allzu gern? Ganz einfach: Ihr tagtägliches Zucker-Dilemma! Nach ihrem „Genuss" plagt sie ihr schlechtes Gewissen, was sie deprimiert. Und wenn sie sich zu einem anderen Zeitpunkt zurückhalten, leiden sie unter Verzichtsgefühlen – das deprimiert sie ebenfalls! Die armen Süchtigen können daher nie voll und ganz zufrieden sein – nicht mit und nicht ohne ihre kleine Ration!

Zudem leiden sie an ihren Entzugserscheinungen und sind permanent

- gestresst
- angespannt
- gereizt
- unzufrieden
- kraftlos
- müde
- unsicher
- und unkonzentriert!

Außerdem treibt sie noch die ständige Sorge um ihre Gesundheit um. Auch wenn diese oft nur latent vorhanden ist, ist dieses Gefühl deswegen nicht weniger belastend! Hinzu kommen noch die permanenten und nicht weniger belastenden Schuldgefühle und ein Gefühl der Hilflosigkeit bezüglich des eigenen Kontrollverlustes. Die armen Süchtigen müssen ja letztlich immer wieder etwas tun, was sie eigentlich gar nicht tun möchten. Ich habe mir immer wieder Selbstvorwürfe dieser Art gemacht: „Warum hast du schon wieder die ganze Packung Fruchtgummis aufgegessen? Vielleicht bekommst du doch bald Diabetes? Daran wärst du am Ende noch selbst schuld! Was bist du nur für ein Idiot!“. Um ihre Schuldgefühle und das erlebte Ausgeliefertsein einigermaßen ertragen zu können, müssen Süchtige ihr selbstzerstörerisches Verhalten andauernd rechtfertigen. Sie sagen sich beispielsweise „Man muss das Leben doch genießen!“ und unter diesem Aspekt hat der Preis der gesundheitlichen Gefahren zumindest dem Anschein nach einen gefühlten Gegenwert. Ich finde es ausgesprochen tragisch, dass den meisten Süchtigen niemals bewusst werden wird, dass es diesen Gegenwert in Wahrheit gar nicht gibt.

Bitte trauere also keiner Situation nach, die in dieser Form nie existiert hat. Das vermeintliche Glück war immer mit noch viel mehr Unglück verbunden. Einen Heroinabhängigen würdest du schließlich auch nicht beneiden, oder?

Bitte vergegenwärtige dir das Leid der Süchtigen und beneide sie nicht. Mitleid wäre eine angemessenere Reaktion, denn den haben die Armen schließlich auch verdient. Schon bald werden die Süchtigen sogar dich beneiden. Nämlich dann, wenn sie sehen und fühlen, wie ausgezeichnet es dir ohne Süßes geht! Bitte denke auch immer daran, wenn du andere siehst, die Süßigkeiten konsumieren, dass die Armen das nicht aus einer freien Entscheidung heraus tun. Sie tun es, weil sie in eine geniale Falle getappt sind und weil sie es tun müssen. Du kannst dich sehr glücklich schätzen, dass du diesen Alptraum beenden konntest.

Zuckersüchtige sind nicht zu beneiden, sie leiden ständig

- unter Verzichtsgefühlen!
- unter Schuldgefühlen!
- unter Entzugserscheinungen!
- und unter der Sorge um ihre Gesundheit!

14.7 Positiv denken

Bei einigen wichtigen Dingen im Leben ist es schwierig die Vor- und Nachteile sorgfältig gegeneinander abzuwägen, um die richtige Entscheidung zu treffen. Das Konsumieren von Süßigkeiten bringt jedoch überhaupt keine Vorteile mit sich!

Es macht auch keinen Sinn einem Helfer nachzutrauern, der tatsächlich nie existierte. In diesem Zusammenhang machen sich Zuckersüchtige nur etwas vor. Natürlich erleben auch Nicht-Süchtige schlechte Tage – ihnen bleibt aber der zusätzliche Stress, der mit dem Konsum von Süßem verbunden ist, erspart. Sieh es bitte so positiv, wie es ist: Du hast die einzig richtige Entscheidung getroffen und musst dich fortan nicht mehr krank, angespannt und unglücklich essen. Das ist doch fantastisch, oder? Stelle deine Entscheidung deswegen bitte nie mehr in Frage!

Bitte bedenke: Du bist es nicht, der auf etwas verzichten muss! Es sind die armen Süchtigen, die auf all das verzichten müssen, was du schon in Kürze zurückgewinnen wirst.

Mein Wohlbefinden ging nach meinem Exit bereits nach sechs Tagen förmlich durch die Decke. Ich war auf einmal völlig tiefenentspannt, hatte viel mehr Energie, war wesentlich vitaler, selbstbewusster und konnte konzentrierter arbeiten. Schon nach drei Wochen gingt es mir sogar so gut, wie ich es kaum für möglich gehalten hätte. Außerdem hatte sich mein Geschmackssinn zu meiner Verwunderung schon nach einigen Wochen so stark verbessert, dass Obst zum absoluten Hochgenuss wurde – es schmeckt mir seither sogar noch leckerer als meine früheren Lieblingssüßigkeiten. Und „last but not least" war ich nach Jahren des Fremdbestimmtseins endlich frei. Es war und ist einfach ein wunderbares Gefühl!

Endlich frei von Süßigkeiten und Softdrinks

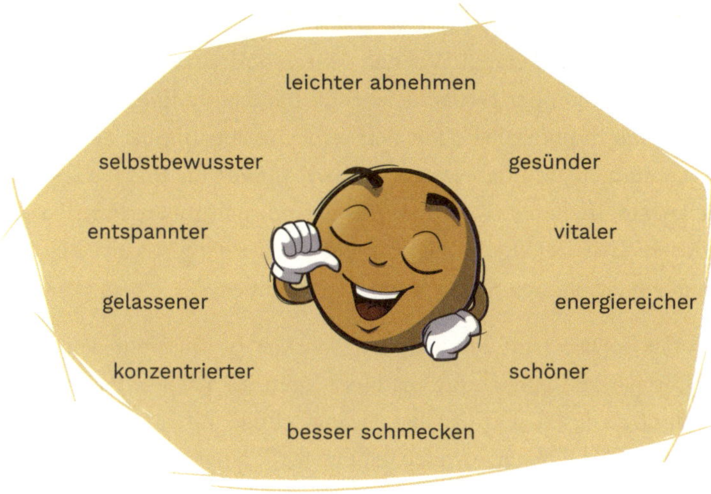
leichter abnehmen
selbstbewusster
gesünder
entspannter
vitaler
gelassener
energiereicher
konzentrierter
schöner
besser schmecken

Ab und an berichten mir meine Seminarteilnehmer, dass sie einige Wochen nach dem Seminar von ihrem Umfeld auf ihr umwerfendes Aussehen angesprochen wurden. Ich selbst hatte nach meinem Zucker-Exit schon bald einen viel frischeren und rosigeren Teint – meine Frau war begeistert. Wenn du möchtest, kannst du wöchentlich ein Foto von dir selbst machen – das kann überaus motivierend wirken. Übrigens hat sich mein Aussehen in den letzten vier Jahren nicht verändert – es ist, als wäre der Alterungsprozess seit meinem Zucker-Exit quasi angehalten oder zumindest sehr stark verlangsamt worden.

Die Zeit arbeitet für dich und nichts und niemand kann deine Befreiung aufhalten. Du kannst dich entspannt zurücklegen und dich daran erfreuen, dass sich dein Befinden und dein Geschmackssinn mit jedem neuen Tag verbessern werden. Es geht *peu a peu* aufwärts und schon bald kannst du ein ungeahntes Wohlbefinden fühlen.

Mir hat es in den ersten Wochen sehr geholfen, mich sportlich zu betätigen, wenn der Gedanke an Süßes aufkam. Mit einem abendlichen Lauftraining habe ich den unbewussten Impuls damit umprogrammiert und dabei auch etwas Positives für meine Gesundheit getan. In diesem Zusammenhang sind auch andere Formen der körperlichen Betätigung zielführend – du könntest zum Beispiel auch einen schönen Spaziergang unternehmen.

Da das soziale Umfeld einen sehr starken Einfluss auf den Exit-Erfolg hat, möchte ich dir ans Herz legen das nächste Kapitel unbedingt zu lesen. Du erhältst viele wichtige Informationen zum Umgang mit einigen sozialen Herausforderungen, die leider auch bei guten Freunden vorkommen.

Denke positiv

- Du hast die einzig richtige Entscheidung getroffen!
- Stelle deine Entscheidung nie mehr in Frage!
- Nicht du, sondern die Süchtigen müssen auf viele wunderbare Dinge wie Energiegeladenheit, Vitalität, die Fähigkeit zu entspannen, innere Zufriedenheit und einen guten Geschmackssinn verzichten!
- Die Zeit arbeitet nur für dich!

15. Umgang mit anderen

Nachdem ich mich aus der Zuckerfalle befreit hatte, erlebte ich in meinem Freundes- und Bekanntenkreis die unterschiedlichsten Reaktionen. Erstaunlicherweise zeigten viele Gespräche ohne eine erkennbare Ursache einen recht angespannten Charakter. Das verwunderte mich sehr. Ich hatte meine Freunde schließlich nicht dazu bedrängt in Abstinenz zu leben und in den Gesprächen noch nicht einmal die gesundheitlichen Folgen des Zuckerkonsums erwähnt. Im Gegenteil: Ich berichtete nur davon, wie fantastisch es mir ohne Süßes ging, wie fit und vital ich war und dass mir nach einigen Wochen Obst und Gemüse viel besser geschmeckt hatten. Es dauerte eine Weile und bedurfte einiger kleinerer Wortgefechte, bis mir schließlich klar wurde, wo der Hase begraben lag. Ich halte dieses Kapitel übrigens für eines der wichtigsten des gesamten Buches, weil du dir nach der Lektüre unstimmige Gespräche mit Freunden und Bekannten ersparen kannst. Eine harmonische Kommunikation reduziert den sozialen Druck sehr stark und erleichtert dir deinen Exit wesentlich. Andernfalls besteht die Gefahr, dass das immer wieder auftretende soziale „Störfeuer" dich zunehmend verunsichert und du deine Entscheidung im schlimmsten Fall sogar in Frage stellst.

Mir fiel nach einiger Zeit auf, dass Gespräche zum Thema „ohne Süßes leben" von meinen Gesprächspartnern tendenziell in eine ganz bestimmte Richtung gelenkt wurden – nämlich hin zu einer elementaren Frage. Diese Gretchenfrage lautet: Sollte man aus gesundheitlichen Gründen auf so etwas „Genussvolles" wie Süßigkeiten und/oder Softdrinks verzichten oder nicht? Sie drückt den Kern des inneren Konfliktes aus, unter dem Zuckersüchtige ihr ganzes Leben lang leiden müssen. Süchtige kämpfen ja permanent mit sich selbst und wissen im Grunde genommen genau, dass sie etwas Dämliches tun! Mir ging es ganz genauso: Ich hielt mich selbst in Bezug auf meinen Süßigkeitenkonsum für den größten Dummkopf und meine Angst vor Diabetes war omnipräsent.

Aufgrund ihrer Unsicherheit bedürfen Süchtige der permanenten Zustimmung von außen, die sie darin bestärkt, dass Richtige zu tun. Gegenteilige Aussagen verunsichern die Armen hingegen stark. Man könnte es auch so betrachten, dass zwischen Süchtigen und Nicht-Süchtigen eine Art Psycho-Duell ausgetragen wird. Es geht darum, ob es richtig oder falsch ist aus gesundheitlichen Gründen auf Süßes zu verzichten.

Ein Seminarteilnehmer hatte mir einmal davon berichtet, dass er in seinem persönlichen Umfeld einige hitzige Streitgespräche erlebt hatte – selbst mit seiner Ehefrau, die er sehr liebte. Seine Frau hatte immer wieder darauf gepocht, dass der Genuss ein wichtiger Aspekt des Lebens sei und er insofern sein Leben nun nicht mehr in vollen Zügen genießen könne. Er wollte es hingegen nicht auf sich sitzen lassen, als jemand dazustehen, der nichts von Genuss versteht. Deswegen erwiderte er, dass die Gesundheit das wichtigste Gut des Menschen wäre und auch wichtiger sei als irgendein Genuss, den es beim Zucker ohnehin nicht gäbe. Natürlich fühlte sich seine hochgradig zuckersüchtige Frau in Folge dieser Aussage noch schlechter, als sie es in ihrem Dilemma ohnehin schon tat. Das machte sie aggressiv und verleitete sie zu Aussagen wie dieser: „Man muss das Leben doch genießen! Nur ein Idiot lebt als vollkommener Asket!".

Du solltest eine „richtig oder falsch Diskussion" grundsätzlich vermeiden. Damit reizt du deine Gesprächspartner lediglich und sobald die Frage direkt oder indirekt diskutiert wird, ist meiner Erfahrung nach ein negativer Gesprächsausgang vorprogrammiert. Selbst wenn du recht behältst, fühlt sich dein Gesprächspartner leicht unbehaglich oder reagiert gar verärgert, worunter eure Beziehung nur unnötig leiden würde. Ich rufe mir in derartigen Situationen in Erinnerung, Verständnis zu haben. Die armen Süchtigen möchten ihr Leben letztlich auch nur genießen und sind irrigerweise davon überzeugt, dass Süßigkeiten und Softdrinks ihnen zu einem Genuss verhelfen könnten! Ist der Wunsch nach Genuss nicht auch legitim? Natürlich ist er das! Deswegen solltest du den Süchtigen kein schlechtes Gefühl vermitteln, indem du ihre Rechtfertigungen in Frage stellst – sie leiden ohnehin schon genug unter ihrem Suchtproblem.

Eine weitere Herausforderung besteht darin, dass sich Zuckersüchtige in Anwesenheit anderer, die kein Süßes konsumieren, generell unwohl fühlen. Vermutlich liegt es daran, weil sie in dieser Situation ihre eigene Idiotie deutlich erkennen. Deswegen unternehmen sie alles Mögliche, um dich zum Konsum von Süßem zu bewegen.

Ich wurde oft sogar regelrecht bedrängt:

- „Wie, du möchtest keinen Kuchen?“
- „Komm schon, ein Stück kannst du doch essen!“
- „Du kannst es dir doch erlauben!“
- „Man muss das Leben doch genießen!“
- „In Maßen ist es doch in Ordnung!“
- „Etwas Zucker braucht man doch!“
- „Du siehst echt nicht gesund aus, so dünn, wie du bist. Komm schon – jetzt iss doch ein Stück!“

Stell dir diese Aussagen bitte einmal für einen abgelehnten Apfel vor. „Wie du möchtest keine Äpfel? Komm schon, einen kannst du doch wenigstens essen! Man muss das Leben doch genießen!". Wäre das nicht lächerlich? Natürlich wäre es das!

Es kommt auch immer wieder vor, dass Zuckersüchtige ihrer eigenen Unsicherheit mit Mitleidsbekundungen dieser Art begegnen: „Du Armer – das muss echt schlimm sein. Wie kannst du das nur aushalten?". Meistens werden die Statements noch mit mitleidigen Blicken untermalt. Im Endeffekt versuchen Süchtige sich auf diese Art und Weise jedoch nur selbst davon zu überzeugen, dass sie es sind, die das Richtige tun.

Dieses Drängen und Bemitleiden führte leider so gut wie immer zu einer unangenehmen Situation! Entweder gab es einen gewissen Schlagabtausch oder ich stand bei ausbleibender Gegenwehr als „armer Tropf" da, der es nicht verstand sein Leben zu genießen. Letzen Endes führte es also wieder zu der „richtig oder falsch Diskussion", die ich eigentlich vermeiden wollte.

Nach einiger Zeit habe ich zum Glück eine simple und gleichsam effektive Methode entdeckt, mit der sich Wortgefechte vermeiden lassen, ohne dabei als bemitleidenswerte Person abgestempelt zu werden. Das geht ganz einfach, indem man verdeutlicht, dass es für einen selbst überhaupt keinen Genuss mehr gibt. Zum Beispiel so: „Danke, aber ich habe Süßigkeiten einmal für vier Wochen weggelassen, um zu sehen, wie es mir damit geht, und seither schmecken sie mir einfach nicht mehr." Das akzeptieren die meisten, denn natürlich möchte niemand etwas essen, was ihm nicht schmeckt. In den ersten Wochen wird ein befristetes Experiment ohne Zucker ebenfalls sehr gut akzeptiert. Eine gewisse Herausforderung besteht jedoch manchmal noch darin, dass Süchtige es einfach nicht glauben können, dass Kuchen, Eis, etc. jemandem nicht schmecken könnten. Meine Antwort lautet dann regelmäßig: „Ich kann sehr gut nachvollziehen, dass du dir das nicht vorstellen kannst. Ich war auch sehr überrascht! Aber nach einigen Wochen schmeckten mir Süßigkeiten tatsächlich nicht mehr – sie sind einfach viel zu süß. Probiere es doch auch einmal aus."

Übrigens habe ich früher den Begriff „zuckerfrei leben" verwendet und damit meistens für eine gewisse Irritation gesorgt. Dieser Begriff ist aufgrund des in Obst, Gemüse und zuckerarmen Fertigprodukten enthaltenen Zuckers auch nicht korrekt und viele verstehen darunter auch die Abstinenz von Brot, Nudeln und Reis. Insofern ist der Begriff „zuckerarme Ernährung" wesentlich geeigneter.

Es ist meiner Meinung nach auch nicht unhöflich einen Kuchen abzulehnen, wenn dieser einem einfach nicht schmeckt – selbst dann nicht, wenn er von einer nahestehenden Person selbst gebacken wurde. Ist es nicht eher unhöflich, dem anderen etwas aufzudrängen, was er nicht mag? Aber natürlich ist es das! Einem Vegetarier drängt man schließlich auch kein Steak auf! Auf den Hinweis, dass ein Stückchen Kuchen doch nicht so schlimm wäre antworte ich in der Regel: „Das mag sein, und wenn es mir schmecken würde, dann würde ich es auch gerne essen!"

Bitte vermeide es auch, deinen Lieben die Inhalte dieses Buches zu erklären oder sie gar zu missionieren. Das würde nur zu hitzigen Diskussionen und viel Unmut führen. Süchtige sind die meiste Zeit völlig unzugänglich und leben in ihrer Kulisse der Rechtfertigung. Mit jedem Argument deinerseits würden sie sich nur noch idiotischer fühlen, als sie es ohnehin schon tun. Darüber hinaus ist es leider unmöglich die jahrzehntelange Gehirnwäsche in einem einzigen Gespräch und ohne ein schlüssiges Konzept zu beseitigen. Ich konnte meinen besten Freund nicht einmal in tagelangen Gesprächen von meinem neuen Glück überzeugen. Leider scheiterten auch meine übrigen früheren Versuche anderen zu helfen trotz meines umfassenden Wissens! Im Gespräch kommt man vom einen zum anderen und dreht sich am Ende nur noch im Kreis der Ausreden und Rechtfertigungen. Aus diesem Grund habe ich ein 4-stündiges Seminar entwickelt, in dem ich meine Erkenntnisse systematisch aufbereitet habe. Die Mühe hat sich glücklicherweise gelohnt, denn ich konnte schon vielen aus der Zuckerfalle heraushelfen.

Ich weiß aus eigener Erfahrung, dass es schwer ist, passiv zuzusehen, wie sich nahestehende Menschen mit raffiniertem Zucker selbst schädigen. Vielleicht fragst du dich deswegen, wie du deinen Lieben am besten helfen könntest. Das Wichtigste dabei ist, dass du niemanden bedrängst oder gar als Süchtigen bezeichnest und Verständnis dafür hast, dass Süchtige mit ihrem Konsum lediglich versuchen ihr Leben zu genießen. Wenn sie spüren, wie entspannt und vital du ohne Süßes bist, und wenn du ihnen davon erzählst, wie fantastisch dir Obst und andere Lebensmittel seither schmecken und wie einfach du dich aus der Zuckerfalle befreien konntest, werden sie vielleicht nach einiger Zeit neugierig werden. Dann kannst du ihnen empfehlen dieses Buch zu lesen.

Du kannst anderen auch mit einer Rezension über dieses Buch helfen, oder damit, es in sozialen Medien zu posten. Ich würde mich sehr freuen, wenn du mich bei meinem Ziel unterstützen würdest, möglichst vielen Menschen aus der Zuckersucht herauszuhelfen.

Kernaussagen:

- Zwischen Süchtigen und Nicht-Süchtigen schwelt ein heimliches Psycho-Duell um die Frage: Sollte man aus gesundheitlichen Gründen auf Süßes „verzichten"?!
- Zuckersüchtige bedrängen andere dazu Süßes zu konsumieren, um ihre emotionale Dissonanz abzumildern!
- Vermeide in jedem Fall eine „richtig oder falsch Diskussion" – sie führt nur zu hitzigen Diskussionen!
- Bedränge und missioniere niemanden – es funktioniert nicht und führt lediglich zu viel Unmut!

16. Die Kontrolle behalten

Zu guter Letzt möchte ich noch eine wichtige Warnung aussprechen. Mit der Zeit wird deine Erinnerung an den Schrecken der Zuckersucht zunehmend verblassen und auch deine Ängste vor einer Erkrankung oder anderen gesundheitlichen Folgen des Zuckerkonsums werden sich schon bald in Wohlgefallen auflösen. Das sind im Grund genommen sehr gute Nachrichten!

Bitte lass dich aus dieser komfortablen Situation heraus jedoch nicht zum Leichtsinn verleiten und falle bitte kein zweites Mal auf den gleichen Taschenspielertrick herein.

Es ist zwar sehr einfach sich mit Hilfe dieses Buches aus der Zuckersucht zu befreien. Bei einem erneuten Konsum von Süßem werden die geistigen Trugbilder jedoch schnell reaktiviert und der kleine Suchtteufel tut sein Übriges, um dich erneut unter seine Kontrolle zu bringen. Raffinierter Zucker ist eine Droge, deren Konsum nicht kontrollierbar ist! Zum Beispiel ein Eis im Schwimmbad funktioniert auch nach einer längeren Abstinenz nicht. Wenn du dieses eine Eis erst einmal essen möchtest, dann willst du es auch schon bald immer wieder essen.

Bitte mache dir ganz klar: Wenn Zuckersüchtige im Laufe ihres Lebens erst einmal einen kritischen Konsum-Level erreicht haben, dann gibt es für sie kein Zurück mehr zu einem gemäßigteren Konsum – auch nicht nach einer längeren Abstinenzphase! In der Regel dauert es bei einem Rückfall nur wenige Tage oder Wochen bis die Süchtigen ihr früheres Konsumniveau wieder erreicht haben. Dann sitzen sie wieder genauso tief in der Zuckerfalle, wie vor ihrem Exit! In dieser Situation kann sich das erneute Entkommen erfahrungsgemäß jedoch leider schwieriger gestalten. Ich biete in diesem Zusammenhang spezielle Einzelgespräche an.

Letztes Jahr rief mich ein Seminarteilnehmer völlig aufgelöst an und berichtet mir von seinem Rückfall in die Zuckersucht. Er war ganz offensichtlich schwer verzweifelt, weil er seinem Verlangen trotz einer intensiven Rekapitulation der Seminarinhalte nicht mehr widerstehen konnte. Die Sache hatte sich wie folgt zugetragen: Nach einigen Monaten Abstinenz hatte er eines Abends ein kleines Stück Schokolade probiert. Er dachte sich, dass das eine Stückchen kein Problem sei, weil er die Zuckerfalle vollumfassend durchschaut hätte, und die Sucht längst überwunden sei. Es sollte sich jedoch schnell herausstellen, dass dieses Sicherheitsgefühl trügerischer Natur war. Die Schokolade hatte ihm zwar nicht geschmeckt – er musste aber in den kommenden Tagen dauernd an Süßes denken. Der kleine Teufel flüsterte ihm wieder ins Ohr: „Du möchtest noch ein Stückchen Schokolade haben!“. Nach einigen Tagen genehmigte er sich schließlich ein weiteres Rippchen und schon nach einem Monat hatte er sein früheres Konsummuster wieder vollständig erreicht. Glücklicherweise konnten wir in einem persönlichen Gespräch die Ursache des Problems identifizieren und die Sache wieder „ins Lot bringen“.

Der wohl tragischste Aspekt eines Rückfalls ist wohl der, dass man nach einer gewissen Abstinenzphase selbst beim ersten Konsum von Süßem überhaupt nichts davon hat. Der Geschmack ist viel zu süß und darüber hinaus fühlt man sich nur sehr aufgedreht und fahrig. Es kann auch kein Gefühl der Erleichterung entstehen, weil man schon nach drei Wochen unter keinerlei Entzugserscheinungen mehr leidet!

Es wird jedoch eine erneute Suchtspirale in Gang gesetzt, die mit den dir bekannten gravierenden negativen Folgen und Belastungen einhergeht. Bei einem Rückfall wird das Opfer jedoch binnen kürzester Zeit weit heruntergezogen – es dauert nicht wie beim ersten Mal Jahre oder gar Jahrzehnte, um dort anzukommen! Bitte mache dich deswegen nicht aus einer kurzfristig aufflammenden Laune heraus unglücklich!

Stelle dir bitte einmal vor, deine Familie hätte einen langjährigen guten Freund. Auch die Kinder würden ihn lieben, weil er immer gut gelaunt wäre und ihnen an Weihnachten und an Geburtstagen die schönsten Geschenke mitbringen würde. Nach vielen Jahren würdest du jedoch zufällig herausfinden, dass er eure Familie jahrelang heimlich bestohlen hat. Was würdest du tun, nachdem du den Diebstahl bemerkt hättest? Vermutlich würde ihn jeder klar denkende Mensch hinauswerfen und ihm unmittelbar die Freundschaft kündigen! Bitte mache dir deutlich: Raffinierter Zucker hat dich während deiner gesamten Suchtkarriere ganz genauso systematisch bestohlen. Er hat dir Stück für Stück deine innere Ruhe, deine Fähigkeit zu Entspannen und dein Selbstvertrauen geraubt, dir die meiste Zeit über deine Energie gestohlen und deine Gesundheit systematisch sabotiert. Nach jedem kleineren Diebstahl hat er dir zwar einen Teil des Diebesguts zurückgegeben – mit der Zeit hat er dir jedoch immer mehr weggenommen und immer weniger gegeben. Eine derartige Illusion möchte sicherlich niemand aufrechterhalten!

Aber kommen wir noch einmal auf den obigen Vergleich zurück. Würdest du diesem diebischen Freund nach einiger Zeit wieder vertrauen, um dich erneut bestehlen zu lassen, oder wäre deine Entscheidung endgültig? Diese Frage muss ich dir wohl nicht beantworten!

Bitte halte es in Bezug auf deinen einstigen Freund – den raffinierten Zucker – ganz genauso!

Kernaussagen:

- Schon bald wird es dir wesentlich besser gehen! Bitte werde deswegen aber nicht leichtsinnig!
- Gelegenheitssüßigkeiten gibt es nicht – auch nicht nach einer längeren Abstinenz!
- Zucker ist eine Droge und der Konsum setzt unweigerlich eine Kettenreaktion in Gang!
- Rückfällige fallen sehr schnell in ihr altes Konsum- und Leidensmuster zurück!
- Mache dich bitte nicht aus einer Laune heraus unglücklich und behalte die Kontrolle!